量身訂做 健康好水

前工研院水利產業組組長
水科技專家
陳仁仲◎著

water

晨星出版

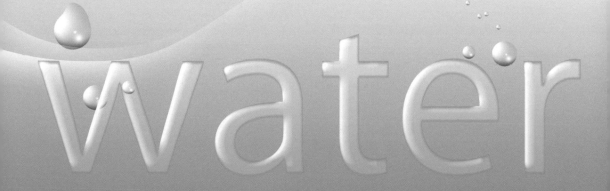

目錄 CONTENTS

推薦序一

有鑑於日本及美國夏威夷深層海水資源開發利用的成功經驗，並於二十一世紀初期兩地的深層海水產業就欣欣向榮蓬勃發展，展現出無比的希望與機會。經濟部水利署早在公元二〇〇〇年，就投入了台灣深層海水資源開發利用的可行性研究，並在水利署的積極推動下，行政院於二〇〇五年四月正式核定了「深層海水資源利用及產業發展政策綱領」，該政策明確揭櫫由政府推動政策、法規、基礎研究，輔導與獎勵措施等行政配合，由民間投資開發園區或設置取供水設施的發展大原則。

二〇〇六年一月行政院接著核定了「深層海水資源利用產業發展實施計畫」，計畫中擬定由經濟部水利署與工研院合設「深層海水資源科技發展研究中心」來推動深層海水產業技術的研發與創新工作，期能適時帶動產業發展。本書作者仁仲兄就是當時由工研院指派，經過經濟部水利署同意核定的中心首任執行長。

印象中，當時服務於工研院的仁仲兄，是帶領著一群熱血的研發團隊，在工業用水管理、節約用水推動、與水利產業的發展領域上大力協助政府的相關施政。當然在這些領域上，作者更是國內少數具專業素養，又有豐富實務經驗的專家。最值得個人佩服與一提的是他具備跨越現實拘泥的前瞻視野，也擁有即時掌握核心問題與跨領域整合的能力，在堅持理想中，又能展現充分的熱情與處事低調的個人特質。

認識作者近二十年，在諸多合作與互動中，彼此互相幫忙、教學相長、亦師亦友，眞是獲益良多感佩良深。深層海水資源的利用面向非常廣，與作者共事的過程中我們就經常論及，這是一項台灣得天獨厚的天然資源，也是一項高度知識密集的產業，未來發展有賴產、官、學、研有效分工合作群策群力，才能克盡全功。當二〇〇七年作者離開了服務二十餘年的工研院，在扼腕之餘他告訴我，他絕對不是逃兵他只是換跑道，從「研」轉到「產」，一樣是在水利產業發展的理想上努力，更計劃積極投入深層海水在產業化上的實踐，要我們拭目以待。

日前作者要我爲本書寫序，開門見山跟我說：「我帶著脫隊四年後的研發成果回來了！爲了把深層海水資源也可以這樣利用加值的概念講清楚、說明白，於是我寫了這本書……」在短暫又驚喜的晤談後，我便爽快的答應爲本書寫序。

曾經擔任過可口可樂公司總經理、百事可樂公司總經理、美國桂格公司中國區供應鏈總裁，大陸知名的水專家徐崑博士就曾提及，當他在負責佳得樂運動飲料的研發過程中，就從利用深海礦泉資源成功開發功能飲用水的時候，便得到很大的啓發，他認爲功能飲用水基本上與運動飲料有類似的特性，在他潛意識裡感覺到這可能會成爲一種具有一定功能特性的飲用水，然而飲用水具有功能特性，並能夠對人體產生有益的作用，目前在全世界還是一個新課題。

在日本自從一九九七年深層海水產業化開始投產以來，此一主題一直都是包裝飲用水行業最關注的重點，美國夏威夷亦然，之後的韓國深層海水產業發展都如此。此間共同點是大家都是透過工業製程的大套系統設備投資及繁複加工後，才把一瓶瓶特定功能的飲用水製成商品化的包裝水後賣出，不是一般在家裡就可享用到經由深海礦泉資源調質後的各種功能飲用水。

本書就是告訴您這樣的新課題與夢想已經可以實現，書裡面作者除了深入淺出的介紹了水與人的關係，並在研析了各家觀點經歸納整理重新定義什麼是「好水」，同時點出健康好水的關鍵，就在水中的礦物質，再進一步介紹深層海水是礦物質最佳的來源，並同時清楚的交代了台灣深層海水資源的許多基礎的背景科學，接著引領大家省思我們現在喝什麼樣的水？對健康有益嗎？最後才告訴我們怎麼樣才可以喝到健康好水，如果做得到就可以稱得上聰明喝水了。作者將多年辛苦研發的概念精華加以介紹，想進一步了解的朋友，可透過這本書一窺究竟。

這本書可以說是作者把前述徐崑博士所提將深海礦泉資源成功製成日常飲用水，這樣一個新課題與許多人共同的夢想，具體實踐的心路歷程。與其說是作者所帶領的研究團隊，將一個大型深層海水瓶裝水工廠的機能，成功的變成一部家戶都可擁有的家電產品來達成，不如說是作者成功的發揮深層海水的優質特性，並有效應用飲用水的知識結合，將先進的電子資訊及精密製造技術，透過工業設計完美的整合所創新的新價值，這也是深層海水資源運用的方式之一，當然也就是深層海水產業的一環。

書中已經把爲什麼要這麼做？與如何做的思絮論述清楚，尤其在深層海水相關方面的內容，更是國內深層海水在海洋科學基礎觀念上難得一見有系統的整理。對作者所提隨時代演化科技的進步，只有乾淨的水已無法滿足現代人進一步追求健康促進的需求，所以喝水的境界應該提升到健康與好喝的主動促進。說是簡單，但是跨過門檻全人類已經努力了幾十年，如果因爲台灣有深層海水資源的寶藏，又經過有遠見有企圖的研發科技力加持，可以達成在家就可喝到健康好水，這樣的成就自然就是可喜可賀之事。

相信讀者讀完本書，會對日常飲水的健康促進產生更多興趣與關注，更會發現台灣竟然擁有深層海水這塊瑰寶，喝健康水只是其中可以運用的途徑之一，其實深層海水在其它方面的應用價值都很大，還有待投入更多智慧與心力去發掘。也希望不久的將來能有更多創新價值由台灣深層海水這塊「資源瑰寶」綻放出來。

經濟部水利署副署長　吳約西

推薦序二

如果說：「水是生命最依賴的天然資源，也是最被忽視濫用的天然資源。」這樣的陳述，殊不為過。

達爾文的天演論說，生物的演化是物競天擇，環境因素塑造出能存活的物種。電影「侏儸紀公園」的名言則說：「Life will find a way.」——儘管受到環境面的種種限制，生命還是會去探索任何一點點存活的可能性，也不會放過任何可以支持生命的資源。只要看過柏油路面細縫中長出的野草，應該很容易相信這點。

這種根本的影響是深遠無所不在的。當我在與台灣工研院或香港應科院同仁談論3D顯示、紅藍綠三色LED背光等等先進技術時，我也不禁想到：我們今天之所以需要這些技術，是因為我們有能力接收、演譯立體影像，能夠辨識紅藍綠光所組成的色彩。這些能力，是我們遠祖的某種靈長類動物，因為需要在樹梢縱躍，辨識食物成熟度而發展出來的。秋葉的美景可以使我們感動落淚，但對另一個不同演化軌跡的物種而言，則是毫無意義。

生命自起點開始，就在水中發展，我們可以相信，任何一種物種，都已經把水的各種性徵，做了最徹底的利用。反過來說，水的任何因子，都會影響到我們的生命現象。

我們過去對水的研究與了解，多偏向巨觀的需要，例如灌溉、洪水、污染等。我們喝進身體裡以支持各種生命作用的水，似乎只是這個巨觀情境裏的一個小分支，照顧到基本衛生條件後，便不再深究。

後來，逐漸有了飲用水的商品化，以「出身地好就是好水」的籠統概念來說服消費者。但是，節能減碳的新思潮，勢將把水從「好山好水」的甲地，運到「要求喝好水」的乙地，變成為越來越困難的事。另外，消費大眾開始注重飲用水的結果，也帶來一些不好的現象：許多未經驗證的飲水論述充斥其間，到底那些是事實？那些是假科學或半科學？對於水的更細緻理解，的確要在社會中加以常識化。

作者陳仁仲先生是我大半職場生涯的同事，在一起經歷過一些成就。但，還是那些挫折——那些社會認知、政治現實跟不上客觀知識的挫折——是我們相知相惜的重要共同點。

仁仲兄數年前離開了研發機構，投身於產業界，勇敢實踐自己對水的理想。現在又著述立論，增進水的大眾知識，謹此寄予祝賀與祝福。

工業技術研究院協理

陳式千

水是生命之源，是人類文明發生和發展的基礎。目前中國水資源正面臨「水多、水少、水髒、水混、水浪費、水生態」等六大危機。

其中「水少」就是人均水資源極低且分布不均。中國水資源總量約 24,000 億立方米，這個資源總量用人口數字平均，僅有 2,300 立方米，列世界第88位，從國際標準看，中國是水資源短缺的國家。世界人均水資源占有量爲 12,900 立方米，我國不到這個數字的四分之一。

此外「水髒」就是日益嚴重的水污染。中國水污染狀況十分嚴重，且已從河流蔓延到近海水域，從地表水延伸到地下水。目前我國河流水體污染嚴重，流經城市的河段普遍受到了嚴重污染。90％城市地下水遭受不同程度的污染。據研究發現，我國城鎮市民中的心腦血管疾病、糖尿病等慢性非傳染性疾病，都與飲用水安全直接相關。

二〇〇五年國務院總理溫家寶在十屆全國人大三次會議上鄭重承諾：「讓人民群眾喝上乾淨的水、呼吸清新的空氣，有更好的工作和生活環境。」二〇〇五年三月水利部公開承認中國70％以上的水體已遭到污染，目前農村有3.6億多人飲水不安全。同年五月國家發改委、科技部會同水利部、建設部和農業部發佈共五章 146 條《中國節水技術政策大綱》，是我國發佈的第一個涵蓋了農業、工業和城市生活節水技術的政策性文件。

本書作者陳仁仲先生，是我在台灣交通大學執教時研究電子高科技產業製程用水技術期間的合作夥伴。當時陳仁仲先生擔任台灣水利署與工業技術研究院合設的「節水服務團」執行祕書，負責推動全台灣高科技產業用水的淨水和節水技術研發，以及推廣的第一線工作。整體的目標是要規劃一套方案能提供充足潔淨的水資源來滿足IC產業，面板產業，以及相關高科技產業的需求。經過多年的宣導和推行，整個方案實施良好，對臺灣的高科技產業貢獻良多。

IC晶片等高科技產業必須使用完全去除雜質及礦物質的高度純淨水才能提升產品的良率，而人類卻要飲用含有礦物質的純淨好水才能維持健康，但是一般業界大都只採用高科技產業的淨水技術來生產純淨的民生飲用水，雖然能使得人們能喝到乾淨的飲用水，但卻不是我們身體所需的健康好水。畢竟晶圓片所需的超潔淨純水和人體所要的健康好水有極大的差異。

一生致力於水科技的研究與水產業推動的陳仁仲先生，此番針對解決前述水資源危機，民生飲水必須引用高科技淨水技術來去除水中全部雜質，以保障用水安全的錯誤趨勢作一導正。洞燭機先的著書指出應用在高科技產業的淨水技術雖然可以解決污染問題，但也除去了在天然水體中原有對人類有益的礦物質與微量元素，長期飲用此種缺乏礦物質和微量元素的淨水，將危害人民健康並容易罹患各種慢性病。

陳仁仲先生帶領一個二十多人的科研團隊，經過多年的研究開發出從深層海水提煉天然、清淨、平衡、美味、健康之水溶性礦物質與微量元素的先進技術，用以補充在絕對乾淨的科技飲水中所缺少的礦物質和微量元素，全力推廣還原出一千年前祖先們喝的天然好水的這種新觀念，是提供保障人民健康，減少當前以及未來醫療支出的飲用水新作法，正呼應溫總理二〇〇五年對全中國人民的承諾。

本書深入淺出地介紹甚麼是健康好水；健康好水與平衡礦物質的關係；甚麼是台灣特殊資源的深層海水；如何利用深層海水來量身訂做健康、美味、環保又便宜的礦物質水？本書所強調認識健康好水的觀念，值得推薦給每一位注重自身及家人健康的讀者仔細閱讀，對關心水科技發展者，則可當作科普讀物來吸收新知。期望所有的中國人從此開始注重喝好水，遠離心腦血管疾病、糖尿病等慢性非傳染性疾病，並擁有健康美滿人生。

北京大學軟件與微電子學院教授

推薦序四

人為的因素（好聽一點也可以說文明的進步）改變了大自然的品質，土壤被濫用種植，地上的蔬果不再像過去那麼營養，大氣被碳化，氣候的變化已不合節氣次序。石化的相關商品大量普遍使用，空氣的品質被廢氣污染，當然囉！攸關民生最重要的水質也隨著環境被破壞，因而變差了。

於是人們開始關心水質的重要，捨得花錢買好水，便利商店為了因應民生的需要，販售各式各樣的瓶裝水，大多數比汽油還貴，有的人認為水比油貴很不服氣，市面上就生產了各式各樣的飲水機，迎合需要更高水品質民眾的需求，有如為了要喝牛奶去養一頭牛的道理一樣，但我覺得這麼做是值得的。

以前在學校念書時，生理衛生課就將「水的重要性」講得很清楚。人體體重的70％是水，人體的五臟六腑，食物的消化、吸收、利用、排泄皆需要靠水的傳達來運作，大家都知道喝水很重要，但是並沒有很多人了解該如何喝水、又該喝哪一種水？

這些年來感謝水專家、專業醫師及養生專家們的教育，人們不但注意到水的品質，而且也注意到喝水及用水的正確方法，本人也因此變得對水的要求逐漸龜毛起來。裝在廚房的飲水機，用於飲用、烹調、沖洗食物，裝在浴室的水機，用於洗手、洗臉、沐浴，還有攜帶型的淋浴及泡澡專用的除氯蓮蓬頭，用於出門在外住宿時使用。

認識水專家仁仲兄是前幾年克緹大樓落成時，我在好奇看展示在現場的一台智慧性水機，他跟我解釋這台水機可以依照各人的體質、需求量身訂做適合於自己喝的水，讓我大開眼界，從此我對水的要求的層次從基本的乾淨到小分子、低電位、鹼性、容易吸收提升到量身訂做功能性的水。

作者長期對水的研究，讓讀者除了感受水的重要性以外，也能藉此更加深入了解自己需要喝哪一種水。本人自認已對水相當了解，細讀本書之後，覺得更上一層樓，受惠不少，因此不但衷心感謝這位水專家，當然更樂意推薦。

無毒的家創辦人

王康裕

前言

最近很多人鼓勵我把心中所想的，與這些日子來努力所做的種種集結成書，「出書」在我的人生信念裡，是一項非常嚴肅且神聖的事情，打從孩提時期到求學作研究的職場生活中，對著書立說這檔事總是抱持絕對的崇敬，總是認爲惟有獨到的創新發現，或是思想見解等智慧的結晶，才有可能被撰述成一本書。隨著時代的變遷，文化傳播形態的進步與多元性，「書」的功能與定義也產生了質變與量變。但是寫書出書對我而言，心裡總還是「卡卡」的，可以不要出書嗎？到現在還是我的眞心話。

不要誤會我怕寫書，其實早在民國七十七年的二十幾年前，因緣際會下由洪健全教育文化基金會出版發行的「小小科學問答——天地漫談」一書，就是個人的作品。最大的不同是當時國內出版的大環境與現在有著天壤之別，當時國內科普介紹的童書多爲國外譯本數量非常有限，國人論著少之又少。在年輕又充滿專業使命感的衝勁下，暫時拋開著書立說的高標準要求，將原先每週一篇刊登於台灣新生報的專欄，彙集整理才出了這本目的不一樣的「書」。

現在，資訊化的社會不但各類訊息橫流，坊間書局更是書滿爲患。目前市面上有關養生保健的書籍已是汗牛充棟，光是談「水」的書也是琳瑯滿目不可勝數。以目前坊間常看到談日常飲水相關的書籍，不論是譯著或是原創，多以營養領域的專家撰著居多，內容自然停留在基礎的衛生安全與對人體健康的概念知識範疇上，至於如何達到讓讀者能進一步瞭解好水對身體健康之促進的道理，進而朝實際可以落實的方法提出具體建議者，卻乏善可陳。

但最遺憾的還是大部分的書籍都難免帶著商業色彩，有其刻意的導向與企圖。也因爲如此，使我更掙扎於可以不要出書嗎？

離開了工作二十五年的水科技研究職場，帶著滿滿的經驗與許多尚未被實現的發現，期望在人生有限的生命歲月裡，加以落實加以分享。爲了分享，所以我們要推廣行銷一個好的概念，讓大家更清楚更瞭解事物本來的道理與淵源，雖然不免商業色彩之嫌，但畢竟這一切是出於好的刻意，希望分享好的導向與好的企圖。「踹共」，出來說清楚講明白，把好的東西與好朋友分享，就是最後鼓足熱情提筆寫下這本書的心念。

本書希望在廣泛參酌營養、衛生、保健醫學等等的既有發現及論述後，從水科技角度切入，以微觀的水思維，探討什麼水才是對人體健康有益的好水，並進一步提出如何利用科技力來再製呈現這樣的好水，更特別的介紹了整個再現的過程的自然力關鍵，沒有這些來自天然的潔淨多元平衡礦物質，我們利用科技力再現健康好水的想法根本做不到。透過本書您可以明確知道怎麼才是聰明喝水！聰明喝水是可以被實現的。

第一章

水與人的關係

水與我

我從小就喜歡畫畫，因為圖畫帶給我的感動一直遠超過數字及文字，當然學畫、當畫家也成了我的「志願」。然事與願違人生不如意的事十之八九，一個無緣的藝術家卻在後來求學與職場的幾十年歲月裡，與水結下不解之緣。

大學唸「海洋科學」，研究所專攻「河口水體運動」，在職進修博士班則以「工業用水管理模式建構」為論文主題，都與水有密切關係。民國七十三年進入工業技術研究院能源與礦業研究所擔任計畫約聘助理，隔年應試正式成為工業技術研究院的副工程師，之後一路經歷管理師、研究員到正工程師，在民國九十六年辦理退休時，已服務工研院近二十五年。

這二十五年期間大都從事與水有關的研發及服務工作，其間先後擔任能源與資源研究所資源開發組組務經理，水資源研究室副主任、主任，水海資源技術組副組長、代組長、組長，節約用水宣導與技術服務團執行祕書，能源與環境研究所水利產業技術組組長，深層海水資源科技研發專案辦公室執行秘書，工研院與經濟部水利署合設之深層海水資源科技發展研究中心執行長等職。

這些職務每一個都與水密切相關，綜結這近二十五年的工研院職場生涯，個人投入在水資源科技的研發與管理規劃工作，主要在「工業用水管理」、「節約用水」與「水利產業」等三方面。

這些領域都是跳脫傳統水利與水資源學校教學的範圍，必須結合實務與經驗，並盱衡趨勢發展，不斷創新與突破的挑戰。

綜觀國內現行許多工業用水合理化管理的制度與施政，例如：用水計畫審查、合理用水指標等之規範與作法；節約用水相關的定義與基礎能量的建立，例如：國內首見的節水實驗室的成立及運作，省水標章及相關國家標準等省水產品普及化的推動，中水及雨水利用技術的本土化開發與推廣等等；水利產業的雛型及發展趨勢方向，不論是新興水資源的開發與利用，或是既有水資源的價值創新等方面，都留下個人戮力的痕跡，這些影響已默默在持續中，而且未來也不會中斷。這也是我與水的不解之緣，會一直汨汨的流著。

水無奈的頓悟

與水為伍的職涯裡，有學習、有成長、有振奮、有遺憾……也有幸結識國內外的學者專家，更自然的與許多政官、業界先進成為好朋友。時間久了、接觸多了、在視野開濶的同時內心深處卻潛藏著一股對「水」的無奈。

眼見台灣自來水已超過90%以上的普及率，五十多項水質指標的把關，但竟然還有好多家庭、好多人，為了喝一口安心、健康的水，必須花高價購買進口瓶裝礦泉水，甚至帶桶子在街頭賣水機提水。

身為科技從業人員，深知台灣水處理技術的能力，已可將水處理到能滿足幾十奈米半導體製程，維持一定良率的超高品質，但一般社會大眾在攸關自己和家人飲用水的健康抉擇時，仍受琳瑯滿目的廣告宣傳與不實跨大的行銷噱頭所擺佈。

台灣有超過120處以上的天然溫泉，呈現各種泉質造福住在這塊土地的子民，但是一口口打穿無數個含水層，深度超越千米甚至更深的地溫梯度溫泉卻在各地如雨後春筍般出現，「深層地下水」是我們的保命水，也是唯一能傳承給下一代的水資源，為了泡溫泉這樣的開發值得嗎？難道沒有更好的方法嗎？

政府為了確保水質的衛生安全，以水中含氯的數值比例為管理標準，導致泳池業者加入過量的次氯酸鈉等消毒劑，結果不但毒死了細菌，同時也毒害了自己……諸如此類無奈與不合理的事，實在太多了。

我父親是個非常樸實的公務人員，生活規律也沒抽煙、酗酒、吃檳榔等不良習慣，身體一直硬朗健康到65歲屆齡退休，幾乎難得看到他因生病而服藥，更不用說吃一些健康食品，退休後也能世界各地到處旅行，直到年屆80歲還可以不用特別照顧參加國外旅行團的行程。但八十四歲那年他突然生病住院，這是他生平第一次住進醫院，醫生檢查不出任何病症，只告訴我他是自然老化，營養不良導致體內電解質失衡，引發身體免疫機能降低，伴隨一些問題引起併發，所以介紹我讓他多飲用電解質水來維持體內電解質的平衡。

之前我們只知道父親長期以來食量就很小，從年輕到老就是瘦瘦的身材，年紀大了越來越乾似乎理所當然。哪知一個完全沒有疾病的身體，也會在自然老化的脫水過程中，因爲食物及水份攝取不足，無法支撐體內電解質平衡運作，而導致整個健康崩盤，併發其他病症，終至過逝。

父親的過逝給了我很大的頓悟，其一、與其老是說要找時間陪老人家不如馬上行動，因爲「子欲養而親不待」終究是遺憾與無奈，這是老天對我的懲罰，「不能只有無奈，準備好了就必須付諸行動」，其二、一輩子在做水的工作，爲什麼完全不懂「脫水」與「老化」的關係，水和身體內的電解質息息相關，而我可以盡些什麼力呢？於是開啓我把水科技的運用，轉移到與人體健康的關係上。

水是生命之源

地球上可以找到不需要陽光的生物，也有不需要氧氣就可存活的生物，惟獨沒有不需要水就可以生存的生物。

生命的起源和孕育均離不開水，生命的基本特徵：遺傳、繁殖、代謝、適應等都與水密不可分，至今仍是個亙古未解之謎。

地球上的生命產生於何時何地？怎麼樣產生的？構成宇宙的氫、氧、氮、碳、硫等五大元素是如何形成具有生命形式的細胞呢？生命是源自於海洋、太空還是陸地呢？在林林總總的生命起源假說中，較爲現代科學主流所接受的是海洋起源說與化學起源說。但無論是何種假說，「水」都表現出關鍵的作用。水是萬物之源也是生命之源，有水就可能有生命，這也是太空科學家們在尋找外太空是否有生物跡象時，首先要尋找是否有水的痕跡的原因。

雖然水帶來了生命，但從宇宙中的無機物變成有機物，再到有機生命體的演化，需要太多太多的偶然性，並不是具備這樣的環境和條件就必然可以產生生命的。

人是水做的

水不但創造了生命，也是生命體中最重要的要素，它存在於動物或植物等各類生命體內。根據物種的不同，水的含量也不一樣。一般而言，植物的水分從10～90％不等，程度差異很大；人類也因性別、年齡、胖瘦等差異，體內含水量也各有不同。

1 女人真的比較「水」嗎？

清末文豪曹雪芹曾描述「女人是水做的。」其實，不論男女，人體內的水占體重的比例都是三分之二，巧的是這和地球上的水與陸地的比例幾乎一樣。每個人體內含水量與年齡、性別、胖瘦等都有密切關係。年齡越小，體內水分含量越高；同樣年齡，瘦的人體內所含脂肪少，水分含量就高；反之，胖的人體內含脂肪多，因此所含的水分就低；同年齡的女性體內的脂肪比男性多，含水量自然比男性低。

一般而言，成年男性體內約有60％的水分，而成年女性約50％的水，這是因爲女性爲了要懷孕和生產，守護腹中的胎兒，所以骨盆周圍的皮下組織較厚，會比男性擁有多出約10％的體脂肪，在男性的身上因爲體脂肪減少，被水布滿，所以水分含量比女性多出10％。

依照年齡、胖瘦等不同，水分含量也有些差異。年老男性體內約含有52％的水分；

較肥胖的成年男性則脂肪量較多，水分約有50％；較瘦的男性，則脂肪量較少，水分增加到62～66％不等。外表顯得水嫩可愛的新生兒體內有約75％左右的水分，4～5歲的幼兒體內也有約70％的水分。由此可見，人的身體含水量會隨年齡的增大而逐漸遞減。

不同年齡人體內的含水量（水份／體重）

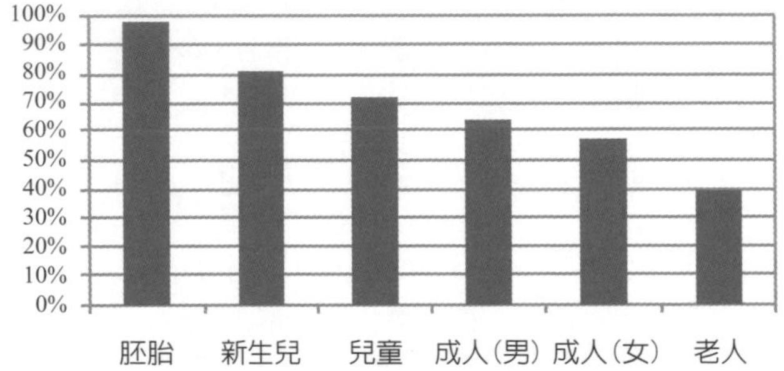

成年男女體內含水比例

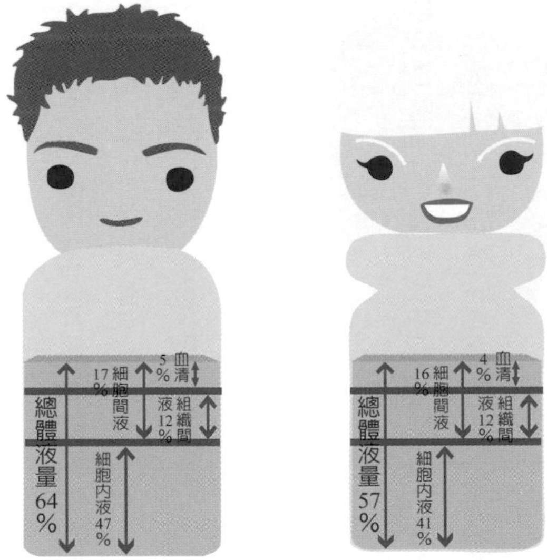

以體重 100% 計算成年男性身體中的水分約占其體重的 **64%**

以體重 100% 計算成年女性身體中的水分約占其體重的 **57%**

2 人體就是一個水容器

既然人是水做的，如果身體有60%的水分，那麼它會存在身體的哪裡呢？

生物體是由細胞組成，人體最大的蓄水庫就在細胞。細胞內液占身體總水量超過60%的水分；另外30%則屬細胞外的水。

人體各器官中含水的比例

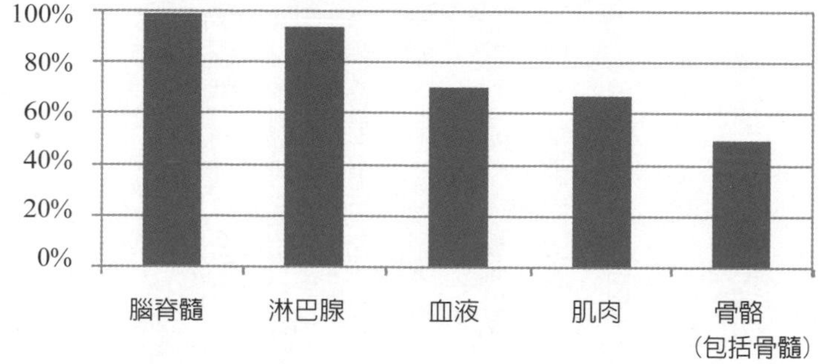

另外，人體的各器官組織、臟器中所含的水分也都不一樣，其中代謝越活躍的組織含水量越高，穩定而代謝不活躍的組織含水量低。

每個器官運作都需要水做爲中介物質，水的主要功能是，一邊擔任營養素的消化和吸收，一邊搬運廢物的排泄等工作，同時也扮演搬運營養素和氧氣的角色。在化學反應上，更有調整體溫和人體滲透壓的作用，其重要性可見一般。

如果以一個體重60公斤的成年男子計算，大致推算下細胞內液約有24公斤的水，組織間約有9公斤，血液中的血漿約2.4公斤，其他淋巴、體液、體腔內液約0.6公斤，總計該人體內水分約有36公斤左右。

3 水通道之發現——獲得諾貝爾獎

那麼水在人體內的存在形式又如何呢？基本上可區分爲兩種形式，其中一部份水與體內的蛋白質、氨基酸、維生素或是脫氧核糖核酸等基因類有機物相結合，並且參與這些生命物質的生化活動和生理活動，這部份統稱爲結合水。另一部份則是以游離的形式存在，自由在體內流動，這部份就稱爲自由水，也就是所謂體液的部份。自由水是良好的溶劑，許多物質都能溶解在自由水中，隨著體內代謝活動的進行，結合水與自由水可以相互轉變。

科學發達迄今，醫學界對體內自由水也就是體液的研究和認識比較多，但對體內結合水的結構和功能研究較少，瞭解和認識也較淺。

二〇〇三年十月八日，瑞典皇家科學院宣布美國科學家彼得．阿格雷（Peter Algre）及羅德瑞克．麥金農（Rederick Mackinnon）兩人，共同獲得當年諾貝爾化學獎，理由是表揚他們發現了「細胞水通道」以及「細胞離子通道」的貢獻，看得出端倪。

既然人體中水分的比重如此多，爲何人類的外表卻不是濕淋淋的？因爲有細胞膜緊緊的將大部分的水分包覆著的關係。而且細胞內外的水還可以互通。

這種偉大的生命現象直到二十世紀五〇年代中期，才被科學家們發現。原來細胞膜中存在某種通道，這些通道只允許水分子出入，大家叫它作「水通道」。而且到了二十世紀八〇年代中期，彼得．阿格雷透過不同的細胞膜蛋白的研究實驗，才終於証實這種稱爲水通道蛋白的細胞膜蛋白，也就是科學家們尋找很久的「水通道」。

二〇〇〇年時，阿格雷和他的團隊一起發表了世界第一部高清晰且立體，只允許水分子經過的水通道蛋白影片，爲二〇〇三年獲得諾貝爾化學獎奠立良好基礎，也間接証明了人類每天所需的健康飲用水中，除了有適當的小分子團外，水中含有離子態礦物質的重要性。因爲可以透過結合水和自由水的相互轉變而被吸收。

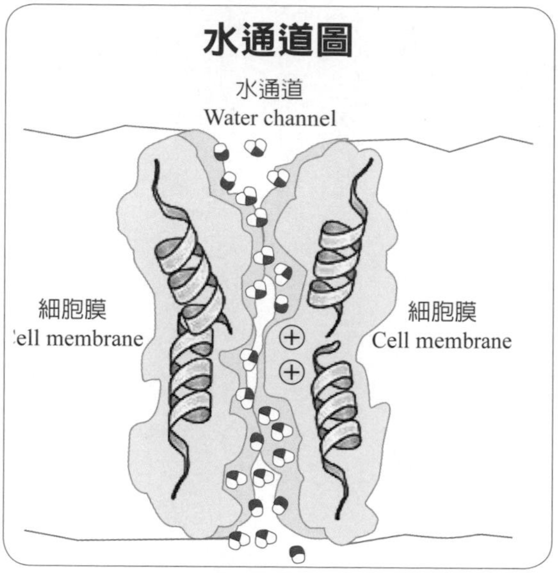

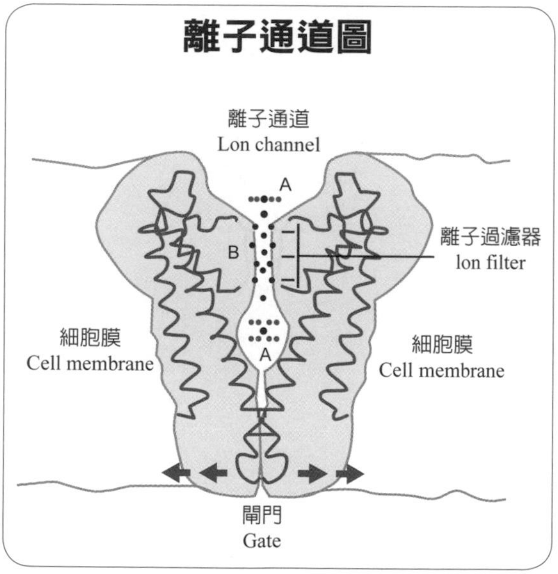

（圖片來源：成功大學 -2003 年諾貝爾化學獎介紹，http://www.medlib.ncku.edu.tw/OLD/news/2003Nobel.htm）

1 人體需要多少水

既然人體中有那麼多水分，如果不喝水的話可以活多久？根據以往的經驗統計，人體內的水分如果失散2％時就會感到口渴；流失10％左右就會引起健康異常；若流失超過20％就會呈現脫水狀況而導致死亡。

也就是說當一個體重60公斤的男人，體內水分約有36公斤，如果流失了7.2公斤的水分就無法生存下去。可是有人會質疑這麼一來，若將人們每天自然排出的尿液約2.5公升計，只要三天不喝水，排出卻大於7.2公斤，是不是就面臨死亡的威脅呢？

其實不然，生命體本身就有一個調節的機制，當斷絕任何水分進入體內時，由身體自然排出的水量也會相對減少，因此人若不喝水應該可以活得比三天久，但一般認爲三天不喝水就會有生命危險，而一周約七天不喝水就可能導致死亡。

人體中水分的攝取和排出基本上是維持平衡的。人體每天所吸收的水分多半直接從飲水獲得，每人每天大約喝進1.2～1.5公升的水；其他就是經由食物間接吸收水分，例如蔬菜和水果中幾乎都是水，這部份大約有0.6～1公升左右；再其次才是由體內新陳代謝作用分解養分後所產生約0.3～0.4公升的水。一日當中當飲水與食物由口攝入，在大腸內一方面吸

人體各器官中含水的比例

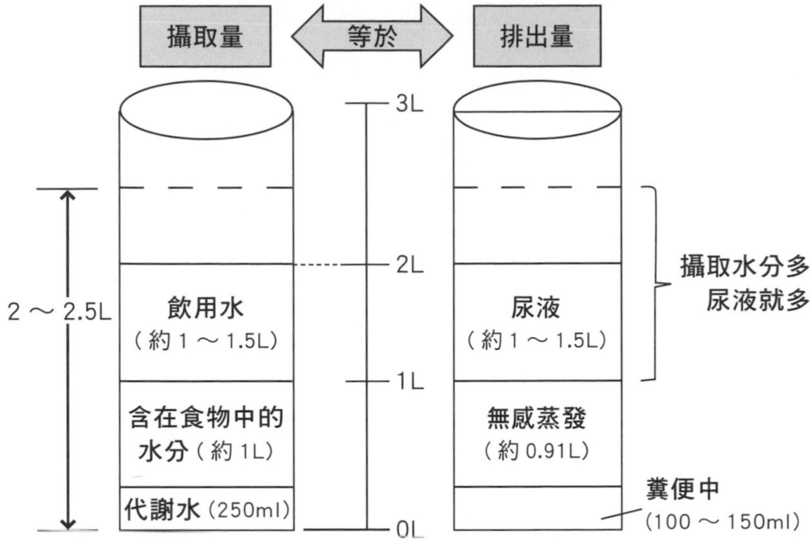

（圖片來源：引用自《トコトンやさしい水の本》；《生飲自來好水》，2008）

收飲水和食物所含約2公升以上的水分，一方面也吸收由體內往消化器官如：唾液、胃液、膽汁、腸液、胰液等釋出的水分約有8公升以上，因此一天合計有10公升以上的水被身體所吸收。

2 水對人體的生理效能

人體維持健康增進生理功能，都須在有水的情況下進行，可見水對生命的維持極為重要，也可以說水的生理效能是無可取代的。水有哪些生理效能呢？基本上可以簡單歸納如下：

①溶解吸收養分，提供細胞組織必須的營養素。

②攜帶因新陳代謝作用所產生的廢

物，並協助排出體外。

③提高生體防禦功能，調節血液的濃度，清除外在異物。

④維持細胞和組織液的正常。

⑤保持身體的恆常性，調節體溫、血壓和酸鹼平衡。

⑥調節副腎皮質、淋巴組織及消化器官因壓力而產生之不平衡現象，有效促進血液循環順暢，降低精神壓力。

⑦保持皮膚濕度與彈性，防止老化。

因爲水對人體可以產生這些重要的生理效能，在日本出版的《おいしい水の科学》就把水對人體的效用比喻作各種不同功能促進的藥劑，諸如：去除睡意的「興奮劑」，鎮定情緒的「鎮靜劑」，促進消化吸收的「強壯劑」，排泄老化廢物的「利尿劑」，幫助排毒的「催吐劑」，促進排便的「軟便劑」，減低毒性的「稀釋劑」，降低體溫的「解熱劑」，解除緊張的「安眠劑」，暖化胃腸的「食欲促進劑」，清掃血管和稀釋鹽分的「抗老」，甚至是預防動脈硬化、高血壓、癌症、腦中風、心臟病、糖尿病、腎臟病、肝臟病「疾病預防劑」，可見水對人體的重要性。

既然水對人體的重要性已顯而易見，那麼是否隨便任何一種水對人體的健康都有同樣的效用呢？答案當然是否定的，對人體而言，除了最基本的乾淨、衛生外，當然是對健康有益的水，才能稱得上是「健康好水」囉。

第二章

什麼是「健康好水」？

好水的定義

好水是一個相對性的用詞，隨著用途、需要、時空、環境等因素而有所不同，所以不會有一個絕對性的定義。但是如果我們把目標聚焦在對生命和身體的健康，到底需要什麼樣的標準來定義是「健康好水」，答案就呼之欲出了。

世界各地都有不少長壽村，長壽村共同的特點，就是人的平均壽命長，也就是說村民的身體都很健康，而且極少生病。基本上除了健康與疾病少之外，當地人口每十萬人中，必須有七位以上的百歲人瑞，才稱得上符合國際公認的長壽村指標。這些長壽村的健康好水，已經存在大自然界千百萬年，且經過當地人長期的飲用，直接證明有益健康且可延年益壽。

究竟這些長壽村的水具備什麼樣的特性，它們在水質科學中屬於化學的、物理的或微生物等的指標爲何？都成爲現代水科技界、生物醫學界、營養科學界及所有關心健康養生的人，所共同關切的課題。

健康好水的特質

世界知名研究生命之水的亨利康達博士（Dr. Hermi Coanda），跑遍了全球多個長壽村，他發現他們飲用的「水」的特質都很類似，尤其水分子團小，約6～8個水分子大小，比一般水的10～15個水分子小約一半；從核磁共振儀（Nuclear Magnetic Resonance，簡稱NMR）檢測結果顯示，其半幅寬約爲80赫茲（Hertz，簡稱Hz），約爲一般水120赫茲的三分之二。

另外，表面張力較低，約68達因，遠比蒸餾水的75.6達因還小；氧化還原電位較低，介於-100～＋100毫伏特（mV）之間；當然不含重金屬和化學物質等危害人體的污染物質是絕對必要條件。

特別是水質甘甜無異味，水中又保有人體所需要的礦物質和微量元素，這也是有許多長壽村的水看起來似乎有些混濁的原因。而這其實就是水中礦物質和微量元素在自然條件下形成的膠質（帶電荷的微小粒子）所導致，也常被稱爲「冰河之乳」（Glacial Milk）。這些礦物膠質，就是類似健康的血液或母親胎盤中羊水的成分。

中國大陸知名水營養專家李復興教授，在研究廣西巴馬長壽村的水後，發現當地水源具有以下的特點：

①屬於稀有、純天然、具有獨特性的原生態健康飲用水水源。

②甘甜、爽口，沒有異味。
③無污染，屬於高能態水源。
④富含豐富天然礦物質與微量元素。
⑤天然弱鹼值，酸鹼值（pH）爲 7.6。
⑥結構化小分子團水。

李復興教授在其著作中，也進一步提出健康好水應遵循的七個標準，分別是：

①不含對人體有毒、有害及有異味的物質。
②水硬度（以 Ca CO_3 計）適中，介於 30～200mg/L。
③人體所需礦物質含量適中，比例適宜。
④pH 值呈中性或微鹼性。
⑤水中溶解氧及二氧化碳含量適中（水中溶解氧≧ 6 mg/L，二氧化碳在10～30 mg/L）。
⑥水分子團小（半幅寬≦ 100Hz）。
⑦水的營養生理功能強（包括：滲透力、溶解力、代謝力及氧化還原性等）。

同時針對此七標準再簡略歸納成三原則，第一、沒有污染的水，第二、沒有退化的水，第三、符合人體營養生理需要的水。其中，滿足第一點只做到飲水的乾淨，滿足第二及第三點才做到飲水的安全，只有三點全做到才稱得上是健康的水。

台灣的營養科學專家楊乃彥教授在所發表的著作中，也發現同樣的道理，他指出全球著名長壽村的居民終生所飲用的水，都是當地自然的水，這些水大都具備了類似的條件，大致分述如下：

①沒污染的小分子團水。
②沒病源菌及有害菌。
③含有天然的礦物質和微量元素。
④表面張力低。
⑤氧化還原電位低。
⑥有適度的溶氧量。
⑦微鹼性。
⑧口感佳。
⑨有能量。
⑩冰結晶攝影呈完美六角形。

這樣的水經過當地人飲用了千百年，居民們的健康長壽就是最佳的臨床證明。因此，楊教授在著作中直接的歸納出健康好水的十項條件應該是：

①不含任何污染物質。

②無異味、無雜色、無病毒菌、口感佳。

③鈣、鎂離子濃度約爲 50 ～ 150ppm，並含有良質的微量元素。

④水的酸鹼値爲微鹼性。

⑤水中溶氧量約 7 ～ 7.5 mg/L。

⑥爲小分子團的水。

⑦表面張力低於 70 達因。

⑧氧化還原電位在 -100 ～ +100 毫伏特（mV）之間。

⑨帶有好的微波動能量和信息。

⑩水的冰結晶爲六角狀。

在各項科技日新月異發展的今天，經由各種水處理科技產製出各種特殊功能與用途的水，有的適合於實驗室，有的適合於晶圓廠，有的適用於醫院或美容院及 SPA 等不同場所使用，但就是不適合人體長期飲用。

其實健康好水的原則和選擇健康食物道理一樣，人類是大自然孕育的，當然最適合來自大自然的水，如果礙於時空環境限制，退而求其次也要盡可能摹擬仿眞做出接近大自然中的好水，在這樣一個前提設定下，各地長壽村健康好水的共同特性，當然就成爲人們追求健康好水的主要目標內涵。

健康好水的內涵

綜合前述各家對健康好水的種種論述與看法，不難發現有很多共通的特性，也有不少個別強調的特點；各家論點或定性或定量，或物理化學或生物，每個健康好水的特性看似完全獨立的事件，但內涵中卻也隱藏著環環相扣交互影響的關係。所以我認爲要定義健康好水，當然可以簡化扼要的以定性的描述來指出好水的幾個基本要素，以方便一般社會大眾簡易辨識；但若要眞的進一步瞭解健康好水的內涵，每一項要素所深入代表的意義就值得大家重視。

辨識健康好水的基本要素不外乎以下八項：

①不含有害物質。
②硬度適中。
③含有適量礦物質。
④酸鹼值中性或微鹼性。
⑤溶有適度的氧與二氧化碳。
⑥營養生理功能要強。
⑦分子團小。
⑧氧化還原電位低。

茲分別論述具代表的意義和內涵如下：

1 不乾淨免談——不含有害、有毒、有異味的物質

不乾淨免談的意思，簡單說就是不含有害物質，也就是不能含有毒、有害及有異味的物質，這是飲水最低的要求；也就是說是水必須是未受污染，沒有病原菌，也不含化學物質及重金屬成分。

2 硬度適中——完全純淨也不好

水的硬度受水中溶解的陽離子影響而有所差別，其中尤以鈣和鎂為主要成分，其餘則為鍶、鋇、鐵、鋁、錳等多種陽離子。一般而言，水的硬度過高（超過300mg/L）除了口感不佳外，尚有可能引起泌尿系統結石；中等硬度的水則因含有適量之礦物質，所以喝起來比較甘甜。

有關飲用水中硬度對人體健康的影響，大部分的研究結論均指出「水中硬度的高低與循環系統疾病的罹患率呈反比關係」，更直接的說就是喝硬水者比喝軟水者較不易罹患心血管疾病。

台灣自一九九六年至一九九八年間的研究報告也顯示，飲用水硬度與冠狀心臟病及腦血管疾病的死亡率呈反比關係。根據美國的醫學報告顯示，鎂濃度過低會造成心跳的

不正常，可能產生血管痙攣以及器官的供血不足等症狀，嚴重時還可能造成心臟病或猝死等風險。

另外，鈣對於血管壁肌肉細胞的收縮有很重要的影響，如果鈣攝取不足容易導致血壓升高及抽筋的現象。台灣在有關直腸癌及結腸癌的案例分析結果也發現，飲用水中鈣濃度愈高，其腸罹癌率愈低。總而言之，水的硬度適中是維持人體健康非常重要的一個要素。

各國食材所含鈣/鎂比例與各國因缺血型心臟疾病死亡之關係

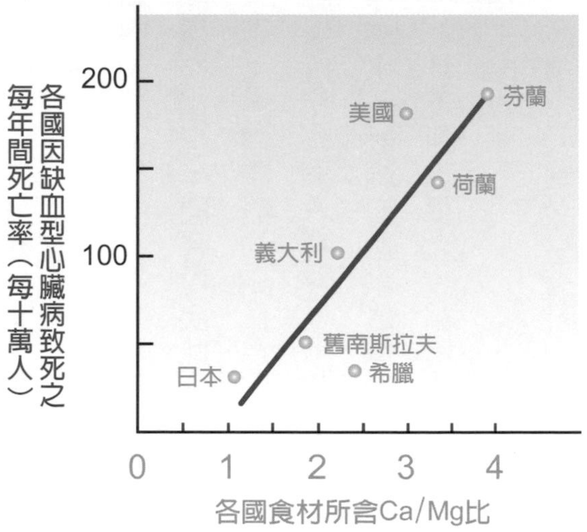

（資料來源：Karppanen H, et al., 1978.）

3 一定要保有適量礦物質

近代生物化學、生理學、量子化學和結構物理學等科學領域的理論與研究結果證明，水中所含適量礦物質及微量元素對人體生命與健康而言是不可或缺的，甚至認爲水中的礦物質是不能以食物中的礦物質取代的。

基本上，水中礦物質不但具有營養功能，更是人體的保護元素。尤其是鈣、鎂離子的含量，早被醫學界稱爲人體的保護元素，能抵抗其他有害元素的侵襲。而且鈣、鎂等離子在保持水的正常結構和晶體架構上都非常重要，更何況水的結構變化必然會牽連到水的性質與功能上的變化。

人體內的酵素構成及相關功效的產生，沒有礦物質是無法作用的，水在參與人體的生理機能運作過程，同時扮演此重要的功能。另外，透過水中適量礦物質可維持人體體內酸鹼平衡；人體體液的pH值爲7.3～7.4，因此透過含有適量礦物質達到pH值在7～8.5的水，對於保持和協調人體酸鹼平衡有很大作用。

純淨的水一般屬於低滲透壓水，容易造成人體內細胞間的內外滲透壓失衡，導致營養物流失，且不利營養吸收和新陳代謝，這就是含適量礦物質的水，在維持人體體內電解質平衡上的貢獻。

況且，水中的礦物質是離子態，容易被人體吸收，而且比食物中的礦物質吸收要快。當水中礦物質離子含量較高時，水的滲透力會變強，對油脂有一定的乳化能力，因此有利於緩解由高蛋白、高熱能飲食所引起之高血脂、高膽固醇、高血黏度等問題。

經過同位素測定，水中礦物質進入人體20分鐘後，就可以分布到身體的各個部位；根據營養學界的論點，水中礦物質應該可以滿足每人每天所需要礦物質的10～30％。

4 鹼性水真的對身體好嗎？

一般人的認知裡，健康好水的pH值呈中性或微鹼性，已經是根深蒂固的常識，但是大家對於飲水的微鹼性所代表的科學涵義的理解卻很模糊，甚至有錯誤。其實更精確的說法，應該是含有鹼性離子的微鹼性水才更適當。

很多人會直接說，人體是弱鹼性的。所以我們要攝取弱鹼性的食物和水。其實人體內外包括五觀、皮膚、器官、血液、尿液等的酸鹼值都不同，在生理功能上也扮演完全不一樣的作用，例如：皮膚的pH值約5.5屬於弱酸性，胃液的pH值約1～2屬於強酸性，小腸pH值約7.6屬弱鹼性，大腸的pH值約8.4則屬鹼性。正確的說法是人體血液的pH值為7.3～7.4為接近中性的弱鹼性，因此當飲用水的酸鹼度相似時，將有助於身體吸收利用。

此外，人們也常把食物的酸鹼性與水的酸鹼性的含義混為一談，食物是依其營養素在人體中的代謝產物之酸鹼度而定，與水本身pH的含義有所區別的。一般新生嬰兒的體液多屬弱鹼性，但隨著年齡的增長，隨著體外環境的污染，或不正常生活及飲食習慣的養成，體液逐漸轉為酸性，而酸化也就意味著老化。

世界衛生組織（WHO），早在一九五八年對飲水標準的pH值界定就提出不低於6.5不高於9.2的提議；一九八四年第一版的飲水指導準則中規定為6.5～8.5；二〇〇三年第三版的規定改為6.5～8.0；二〇〇六年針對第三版修訂，認為雖然水的酸鹼值指標，對人體沒有直接風險，但是對於水處理控制參數還是應該加以考慮，因此建議控制pH值6.5～9.5的範圍。

5 含有氧或二氧化碳氣體為佳

自然狀態下，水中氧溶解性是一定的，水中溶氧是判斷活水與死水的最簡單指標，活水流動與表層之清新空氣接觸加上擾動，好水的溶氧會接近飽和，但是水的溶氧量並不等於水的含氧量，這是目前大家最容易混淆的地方。

一般自來水的含氧量大致在2～4 mg/L，各界專家建議有益健康的好水溶氧量宜是大於或等於6 mg/L，最有利人體健康的水，其溶氧量應該在每公升8.0～9.5毫克（8.0 mg/L～9.5 mg/L）之間，而且維持穩定，才能稱得上真正「健康好水」。

目前市面上也出現一些所謂高氧水或活氧水之類的商品，這些商品不外是在製造生產過程時通過充氧的製程，也就是造成低溫狀態後，將高壓純氧加入水中的動作，達到標榜幾十個ppm的含氧，甚至高達12,000～15,000ppm的含氧產品；先不論所標與內涵是否屬實，但是在自然常溫常壓狀態下，水中溶氧量是有一定的飽和範圍，經由外力加諸於水的氧，在瓶蓋打開或長期貯放後還是會回到原來的平衡。

儘管國外醫學相關報導曾經提出高濃度的含氧液可以幫助人體某些身體機能上的功能，但是國內外的科技工作者，尤其是醫學界人士對此也提出許多疑議。總之水中含氧愈高是否代表對健康愈好，目前科學界尚待進一步的探究，沒有肯定答案，但能確定的是，適度的溶氧量基本上是對健康有益的。

二氧化碳與氧的溶入與含量，道理與前述氧的部份相似，當水中含有適量的二氧化碳時，可以增加水的飲用口感，也能刺激身體血管擴張，增加血液中血紅素攜氧量，並促進細胞的乳酸代謝，達到消除疲勞痠痛的感覺。這也是在歐洲許多地方天然蘇打礦泉水廣受歡迎的原因；甚至發展到後來，除了人工蘇打水外，也開始流行起所謂的碳酸飲料，碳酸飲料間單來說，其實就是在水中或飲料中充入二氧化碳氣體使其碳酸化罷了。

6 代表水活性的營養生理功能要強

一般所謂水的活性，就是指水的營養生理功能，泛指的是水的滲透力、溶解力與代謝力；當然水的氧化還原性也是其中重要一環，本書將其界定爲獨立要素之一，另行闡述說明。

各種營養素須溶解在水中才得以進入細胞，靠水運輸到各器官才能發揮滋養生命的作用；而代謝所產生的廢棄物，亦需要溶解在水中才得以攜帶細胞，排出體外。因此，水需要有適度的滲透壓，加上平衡的離子含量和比例，才能有效率的進出細胞。

當水中含有適度的溶質時，水的表面張力就會降低，相對的水的滲透力、溶解力與吸附力等就會增加，這些都是生命活水應有的良好特性。當水表面張力降低時，滲透力增加，因此滲入毛細孔就比較容易，對物質的吸附力變大，水分子的自由能也相對變大，此一現象在人的身體裡面尤其重要。

消化液就是因爲含有較低的表面張力，容易滲透進入食物，進行消化作用；因此，剛吃過飯不宜喝大量的水，以免稀釋了消化液。

7 水分子團小一些

水分子是由一個氧原子與兩個氫原子組成的分子，分子式爲 H_2O，這是一般大眾必知的基本常識。但是在自然界裡的水，卻不是以單一水分子（H_2O）的形式存在的，而是由若干水分子經由氫鍵作用而聚合在一起，形成水分子簇，國內俗稱「水分子團」。

水分子團中水分子的個數由幾個，到幾十個上百個，甚至數百個到上千個；但基本上水分子團的分子數愈少，也就是分子團愈小，這種水愈容易被人體細胞吸收，水的生理功能就強。

亨利康達博士（Dr. Henri Coanda）曾探訪世界多處著名長壽村的「青春之泉」，發現其優質的水源特性都很類似，其中水分子團小更是共同的特點；一般水體分子團大概爲10～15分子所組成，而青春之泉則約爲6～8個水分子的分子團，以核磁共振儀（簡稱 NMR）檢測半幅寬約爲80赫茲，而一般水則約 120 赫茲。

小分子團的水對生命體的功效，多年來已得到許多證實，諸如：容易被體內細胞吸

水分子團示意圖

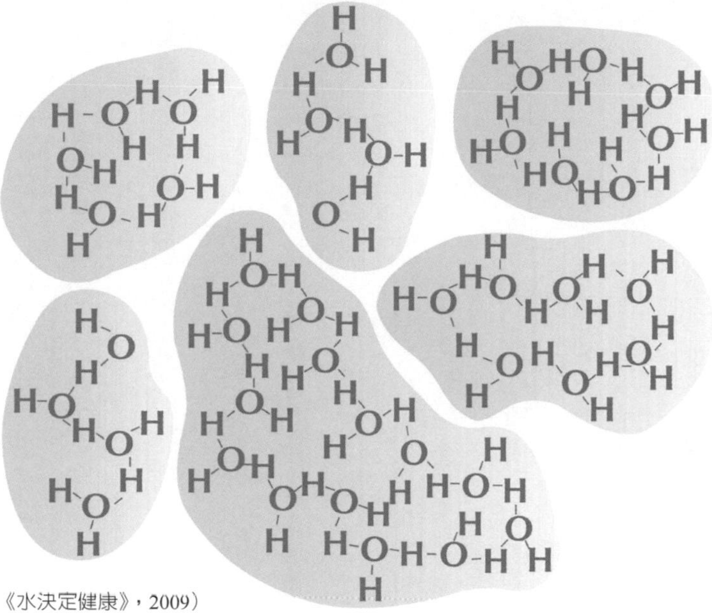

（圖片來源：《水決定健康》，2009）

收利用；可增強新陳代謝的效率與能力；提高人體的自我康復功能；增強細胞與周圍組織結構間的訊息傳遞；改善全身營養物質傳送供應；提高全身氧的運輸能力；促進細胞內廢棄物及毒素的排出；促進正常的基因訊息傳遞等。

日本的科學家片山先生（S. Katayama）在一九九二年發表一篇以核磁共振儀探討衰老與細胞內結構水的研究。他發現兒童期的細胞裡充滿著自由態的生物水簇；人到中年時，愈來愈多自由生物水變成與別的化合物結合在一起的束縛水，因此臉上出現皺紋；老年時，皮膚、大腦特別是骨頭細胞內已經失去了許多自由態的生物水簇。正常健康的中青年人，細胞內水多於細胞外水，如水不能進入細胞，便滯留在細胞間而形成水腫，這些都是老化的表徵。

分子團小的水是健康好水的要素之一，但是小分子團的水不一定通通都是好水，應該說小分子團只是好水的一個重要指標，不能代表其全部。

8 氧化還原電位低是活水的指標

前述提及氧化還原電位是水活性，同樣也是營養生理功能的重要指標之一，所以健康好水具備低的氧化還原電位的特性，這也成爲近代重視養生保健人士與營養科學家們關心的議題。

學過化學的人都知道，「氧化還原」的反應一直在我們體內和體外環境中發生，研究氧化還原反應，就可以多瞭解生理代謝、疾病與老化，進而多認識我們的生活環境。「氧化還原」是同時發生的互補關係，當某物質失去電子時，就有物質同時得到電子。有一些化學元素容易失去電子，就被稱爲「還原劑」；另一些元素較容易獲得電子，就是「氧化劑」。因爲「還原劑」有抵抗氧化的能力，所以也常被稱爲「抗氧化劑」，例如：維生素C、E，和礦物質硒、鋅，及綠茶、葡萄籽萃取物等等種類很多。

氧化還原電位乃液體中可以量測的抗氧化劑的還原能力，所量測的液體中帶負電的電子與帶正電的質子之比例，可以從+1,200毫伏特（mV）至-800毫伏特（mV）。當抗氧化劑愈強時，其氧化還原的負值愈大，也就愈接近 -800 毫伏特（mV）；如果正值愈大，就表示所含的活性氧非常活躍。

氧是生命體存在不可或缺的物質，但因爲它的氧化還原電位高，一旦過於活躍，達到 +820 毫伏特（mV）時，原來是身體防禦尖兵的「活性氧」，不但無法發揮防禦功能，更可能直接威脅到身體的健康。包括許多致命性疾病，諸如癌症、動脈硬化、糖尿病、老化等均屬之。醫學界也已證實，活性氧、過氧化物之類的自由基，是促使人體衰老或產生疾病的主要因素，這也是醫學界公認的老化因子。

正常健康的人體細胞，細胞外液是正電位 +210 毫伏特（mV）呈酸性反應；細胞內液則是負電位 -250 毫伏特（mV），呈鹼性反應，細胞內外正常之電位差爲 -300 ~ -500 毫伏特（mV），在這樣狀態下的細胞會產生本能的自行修護能力，一般稱爲自癒力；和抵禦外侮的免疫力。當細胞內外液的電位差呈現正值時，就是病變的開始，根據科學家量測癌症患者的癌細胞電位差時，普遍發現這些癌細胞呈現相當高的正值且有厭氧的現象。

所以平常攝取水的氧化還原電位低一些，將有助於平衡掉人體內高正電位的偏酸體質，使身體呈弱鹼性，較接近於健康。一般自來水的氧化還原電位約在 500 ~ 650 毫伏特（mV）之間，市售優質的瓶裝水約在 300 毫伏特左右，雖然從科學的角度分析，水中的氧化還原電位值在 -100 ~ +100 毫伏特（mV）間的飲用水，是最符合人體健康

不同水源的氧化還原特性區間例

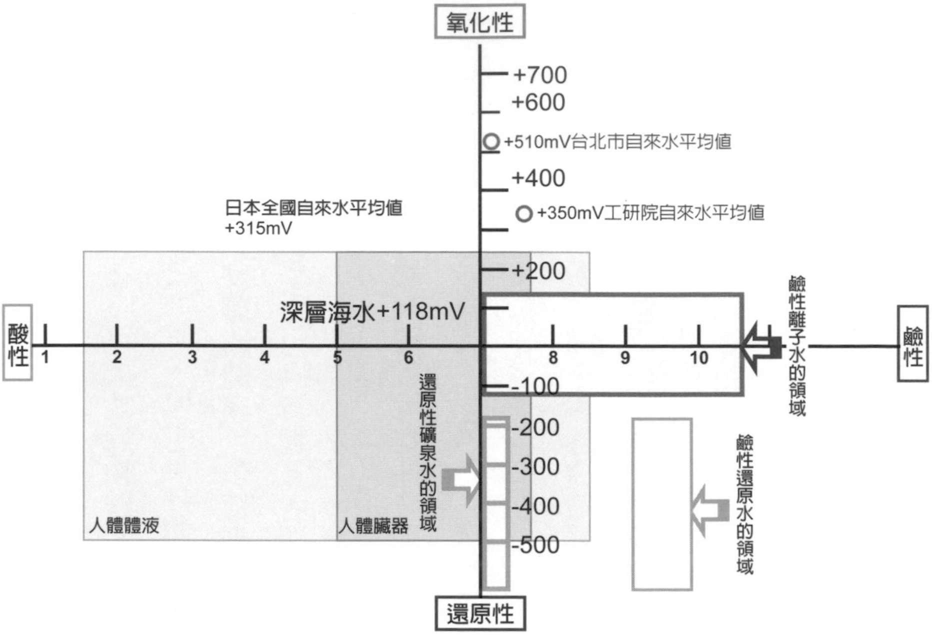

需求的水。但是在自然界中的水體，氧化還原電位大多呈現正值，因此只能要求愈低就好，無法滿足科學理想值-100～+100毫伏特（mV）的水。

這樣結果看似遺憾，但是若從人體器官機能角度觀察，如日本光岡知足教授在所著《腸內細菌的話》一書中指出，水在包括盲腸、結腸、直腸的大腸內重新被人體吸收利用時，在大腸的電位差爲-250毫伏特（mV）；換句話說，水的氧化還原電位從進入口中的正幾百毫伏特的高電位，一路經過胃降低至+150毫伏特（mV）後，再經十二指腸、空腸而降到-50毫伏特（mV），再到迴腸降到-150毫伏特（mV），而最終至大腸則降到－250毫伏特。這一連串的電位差下降其實已反應了人體內複雜的氧化還原生化過程，使水的電位差自然下降到有利人體吸收的範圍。

因此一般相信低氧化還原電位的水（ORP0～200mv），可以平衡人體在新陳代謝過程中所產生之過氧化自由基，提高可以分解自由基也就是活性氧的SOD酵素（super oxide Dismutase，超氧化物歧化酶）的活力，以及消除過氧化脂質的降解物丙二醛（MDA），使細胞始終充滿活力保持健康。

第三章

健康好水的關鍵
——礦物質與微量元素

父親的過逝帶給我很大的傷慟，當我從醫師們口中得知，一輩子身體健康甚至未曾上過醫院的父親，竟可能是在長期脫水的狀況下，導致體內電解質的失衡，終致健康功能崩壞到不可收拾之分析時，眞是震撼莫名，也才恍然大悟，爲什麼在治療的過程中，醫師都建議給他喝電解質水，其實這就是一種經由特調含礦物質離子的水，是補充體內電解質最直接的途徑。只怪大家都太輕忽人的老化其實就是一種脫水的過程，人的生命歷程中對健康好水的攝取必須更加重視。

小兒子在剛升上國中那一年，突然眼皮跳動個不停，剛開始我們夫妻倆並不以爲意，以爲是國中課業壓力大精神緊張，過一陣子習慣後就會好了，不料情況卻越來越嚴重，不得已只好求助醫生。經過醫師詳細地診斷與詢談後，結果再一次讓我感到震撼。

根據醫生的分析，小兒子應該是從小偏食，在長期偏重肉食缺乏蔬菜水果的攝取，又加上家中飲水是超純淨的逆滲透純水，經年累月之下，導致身體礦物質的不足且嚴重失衡所致，若再不積極改善，可能進一步會引起顏面神經痲痺，甚至各種併發症等等。

想起父親與身爲父親的我，爲此眞是百感焦急，自己從事了大半輩子「水」工作，竟然完全忽略了水對人體最關鍵因素，就是分布在自然界中的礦物質及微量元素。科學進步迄今，人類已發現水分子團具有超過四十種以上的物理特性，若再加上來自大自然中礦物質的參與，這個看似簡單的物質更會創造出不可思議的結果，尤其是對人體健康有益的好水。

礦物質對生命的重要性

1 唯一無法自行製造的生命要素

蛋白質、脂肪、醣類、維生素與礦物質是生命的五大營養要素。雖然礦物質僅占全部的4.7％之微，但是由於是無機營養要素，人體無法自行製造，所有礦物質的取得都必須經過喝水或食物的供應才能達成。

早在一九三六年美國國會第七十四會期的第二次會議，參議院第264號文，就明確揭櫫礦物質及微量元素對身體的重要性，以下就節錄幾段重要的陳述。諸如：「我們身體的健康，直接仰賴所攝取進入身體組織的礦物質元素，要遠比依靠在熱量、維生素、澱粉、蛋白質、醣類的精準消耗量上顯得重要多了。」、「百分之九十的美國人普遍缺乏礦物質元素，而只要嚴重缺乏這些重要礦物質元素之某一種，的確會產生疾病。只要任何我們人體所需要之礦物質元素產生不平衡的干擾或顯著的缺乏時，將會使我們生病、受苦，甚至縮短生命。」、「我們知道維生素是化學物質的複合體，在人體營養上是不可或缺的，也是維持身體組織細胞正常運作功能的必需之物，任何維生素缺乏會引起身體的異常與疾病。然而，一般人可能不太瞭解：維生素控制著礦物質元素的運用，而且缺乏礦物質元素的話，就無法執行任何身體功能上的運作了。也就是說，缺乏維生素時，人體仍可運用某些礦物質元素，但若缺乏礦物質元素，維生素則完全無用武之地。」

近代生物化學、生理學、量子化學和結構物理學等科學領域的理論及相關研究成果發現，水中礦物質對人體生命與健康來說是不能缺少的，而且不能以食物中的礦物質來取代，大致可歸納出下述八個重要性：

①水中礦物質被醫學家稱爲人體保護元素，能抵抗其他有害元素之侵襲。

②除了營養功能外，水中離子對保持水的正常構架與晶體結構影響很大，也關係水的性能與功能。

③水中礦物質會參與人體內所有酶的構成及其相應的功效。

④對協調人體體內酸鹼平衡發揮很大作用。

⑤維持人體體內電解質的平衡，防止體液與細胞內外滲透壓的失調。

⑥防止體內營養物質流失，有利吸收及新陳代謝。

⑦水溶性離子態礦物質，容易被人體吸收（進入人體20分鐘後）。

⑧水中礦物質可以滿足人體每日所需礦物質的10％～30％。

2 二十一世紀是礦物質的世紀

近代醫學的發展，也進一步證實了礦物質參與人體各項的酵素活動、平衡體液及能量補給等生化反應，並擔任其中重要的觸媒角色，當人體缺少足量的礦物質時，會遲滯或破壞正常功能，終將造成人體基因突變、免疫功能及內分泌失調、皮膚病變，甚至生成癌細胞及腫瘤，加速身體老化等症狀。曾經得過兩次諾貝爾獎的鮑林博士（Dr. Linus Pauling）就曾直截了當的說：「我們可以追溯任何的疾病、症狀與病痛的起因，都是源自於礦物質的缺乏。」

另一方面，礦物質的缺乏也會加重慢性疾病的威脅；當人體長期缺乏礦物質，會減低體內酵素活動，影響免疫力功能及內分泌之平衡，等於增加了慢性疾病的發生機會。一九九九年諾貝爾獎得主肯特勃・比爾（Dr. Cunter Blobel）也強調：「沒有礦物質及微量元素，維生素與酵素就無從發生作用。」過去國人十大死因的統計中，惡性腫瘤（癌症）、腦血管疾病、心臟疾病、糖尿病、慢性肝病、腎炎腎症候群及腎變性病、肺炎、支氣管炎、肺氣腫及氣喘，都屬於慢性疾病的範圍。如何預防慢性疾病及其併發症的發生，達到延長生命並增進健康，是二十一世紀醫學界的首要課題。

從醫學領域的觀點，二十一世紀是以「疾病預防與健康促進」的新思維，取代了二十世紀以「疾病治療」爲中心的理念。《維生素聖經》一書的作者米戴爾博士（Dr. Earl Mindell）就直接說：「如果二十世紀是維生素的世紀，那麼二十一世紀就是礦物質的時代」。從營養學的角度切入，微量元素之父 B'eres 在他的《最後的忠告》（By Right of the Last World）一文即指出，現代人只有補充人體最缺乏的礦物質及微量元素，才能達到眞正的營養均衡，因爲「健康就是平衡」。

礦物質與水硬度的關係

二〇〇五年，世界衛生組織 WHO 對水中礦物質營養報告中明確指出：水中必須含有礦物質元素，不僅要有陽離子，還要有陰離子。一般來說，人體所需要的礦物質元素大致可區分別「常量礦物質元素」與「微量礦物質元素」兩種。「常量礦物質元素」是指人體每天需求量高於 100 毫克者，其中包括了磷、鉀、鈉、鈣、鎂、硫、氯等七種；「微量礦物質元素」則是指人體每日需求量低於 100 毫克或者更低者，其中包括：鋅、銅、錳、鐵、鈷、氟、鉬、碘、硼、鉻、矽、硒、鍺、釩、鎵、鎳、錫、鑭、鋰等十九種。基本上人體必須攝取二十六種左右的礦物質和微量元素，才能維持健康所需。

碳、氫、氧、氮、硫是組成人體各部細胞、組織及器官的有機物質；以碳爲中心，連接氫、氧、氮、硫等，形成簡單的碳氫化合物（C-H），甚至複雜的脂肪、蛋白質、碳水化合物及核酸等，因此可以說碳、氫、氧、氮、硫是生命的基本組成元素。

此外，無機性的礦物質也是人體細胞和細胞間質的主要組成成分，含量較多的無機鹽礦物質正離子有鈉（Na^{+}）、鉀（K^{+}）、鈣（Ca^{+2}）、鎂（Mg^{+2}）、鐵（Fe^{+3}）等，負離子有氯（Cl^{-}）、硫酸根（SO_4^{-2}）、碳酸氫根（HCO_3^{-}）、磷酸氫根（HPO_4^{-2}）等，這些礦物質離子有的與蛋白質結合後組成特殊的蛋白質如血紅蛋白，有的則以游離態存在於體液中。總之，人體所需之礦物質因爲無法自行製造產生，都必須經由食物或飲水中攝取，因此水中的礦物質便顯得格外重要。

1 何謂水的硬度？

大部分的人都會誤以爲所謂水的硬度就是代表水中礦物質的含量，其實這樣的認知只對了一半，因爲現在大家所通用的水硬度，是代表水中所含鈣和鎂的總量，也稱爲水的總硬度。

由於水中所含陰離子的不同，硬度會被分爲碳酸鹽硬度與非碳酸鹽硬度兩種；當水中的鈣與鎂和碳酸鹽類結合時，經過煮沸，碳酸鈣鎂出現沉澱，可以被除去，這種鹽類形成的硬度一般稱爲暫時硬度；而一些硫酸鹽或氯化物等形成的鹽類硬度，由於無法用煮沸方式去除，一般就被稱爲永久硬度。

硬度的單位常見的是用重量濃度來表示，如每公升水中含多少毫克之類。也由於硬度並非反應礦物質單一離子或鹽類，必須換算成統一的鹽類，最常被運用的試算模式，便是以一公升的水中，含有的鈣與鎂的量，換算爲碳酸鈣的量，公式如下：「碳酸鈣（mg/L）≒鈣含量（mg/L）× 2.5＋鎂含量（mg/L）× 4.1」。根據世界衛生組織（WHO），所公佈之硬水與軟水的基準，依換算碳酸鈣之量爲標準，0～60mg/L 爲軟水，60～120mg/L 爲中等程度的軟水，120～180mg/L 爲硬水，大於 180mg/L 爲超硬水。

2 硬水好？軟水好？

一般家庭所使用的自來水，其水質的軟硬程度，雖然源自於水源的品質，但供水的管線設備與過程，也可能造成水中的硬度增高，尤其是硬度愈高的地區，其管線的堆積率也相對增高，愈容易造成水中硬度物質溶度的攀升。

以台灣目前的供水情況而言，除了宜、花、東地區，受於特殊地質環境的影響，屬於前述所說的永久性硬水區域外；北台灣地區是屬於鈣、鎂離子溶度維持在 80 ~ 160mg/L 之間的中度硬水區；中部地區則介於 160 ~ 300mg/L 之間，愈往南走水質的硬度愈是明顯增高，南台灣的高雄水質過去曾高達 600 ~ 700mg/L 的硬度。

究竟是硬水好？還是軟水好？這是長久以來一直爭論不休的問題。隨著近代醫學研究的發現，水專家們也建議鈣、鎂離子在 50 ~ 150mg/L 之間是軟硬適中最適合飲用的好水。除了鈣、鎂離子之外，像是鐵、鋅、碘、氟、銅、硒、鉻、鈷、等微量元素也是人體每日必須的，因此除了適中的硬度外，富含多元且平衡礦物質的水當然是最理想了。

中國著名水營養專家李復興教授，在其著作中根據人體營養需要的特點，將飲用水的總硬度分爲以下幾個等級，分別是：＜ 30 mg/L 爲軟水，30 ~ 80 mg/L 爲低硬度水，80 ~ 200mg/L 爲適宜硬度水，200 ~ 450mg/L 爲偏高硬度水，>450 爲高硬度水。以此來區別水在科學特性與工業水硬度劃分上的不同。依李教授的見解，健康好水的硬度最好在 50 ~ 100mg/L 間比較合適，最高不得超過 450mg/L，最低不得低於 30 mg/L。

各種硬度水與食物的關係

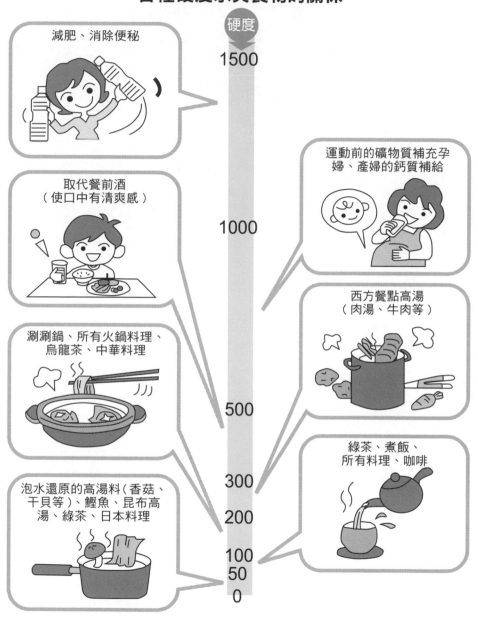

（圖片來源：引用自『おいしい水　きれいな水』；《生飲自來好水》，2008）

缺乏礦物質對身體的影響

人體對礦物質的需求會隨性別、年齡以及是否有特定疾病或懷孕等狀況因人而異。尤其是對前述提及之常量礦物質元素中的鎂、鈉、鉀、鈣、磷、氯、硫等的認識已驅成熟，所以有關政府的衛生組織也都會提出有系統的攝取量建議。以一般成人而言，體內含鎂約21～35克，含鈉則以每公斤體重約1克計，含鉀則以每公斤體重約2克計，含鈣約700～1,400克，含磷約400～800克，含硫約175～200克。

以下就針對幾個主要礦物質對身體的影響加以整理：

1 常量礦物質元素

鎂（Mg）

鎂是提供身體精力的泉源，它與影響線粒體和細胞膜完整性的生理過程有關，也是人體內合成過程不可或缺的元素，與細胞核DNA的穩定以及骨骼礦化有密切關連。

因爲軟水的普及，水中礦物質含量少，根據美國哈佛大學醫學院調查，約有43％美國人體內嚴重缺鎂，與心血管疾病導致死亡的病例息息相關，經人體試驗證明，鎂能降低膽固醇含量。此外，鎂與鈣都是最好的天然鎮定劑，可用於治療精神抑鬱或過度興奮的病患。缺少鎂的同時，吸收鈣的能力會降低，細胞內要保持鉀的能力也會衰弱，因而

台灣衛生署營養基準建議的每日礦物質量

（單位：mg/ 天）

	兒童	成長期青少年	成年男女
鎂	165-240	315-380	315-350
鈉	200-225	500	1100-3300
鉀	1600-2000	1600-2000	2000
鈣	800-1000	1000-1200	1000
磷	600-800	800-1000	800
氯	-	-	1700
硫	-	-	-

出現心臟跳動不整、肌力衰弱、手腳發抖等生理現象。

因此，在每人每日攝取礦物質鎂元素的多寡爲何？一般多建議是：成人300～500毫克，成長期青少年350～550毫克，兒童200～300毫克，糖尿病或服利尿劑患者600毫克，孕婦或乳母600毫克。由於鎂經由飲食或喝水的攝取過程，45%有機會被吸收，另55%則幾乎被排出體外，因此不是吃下多少就補充多少。

鈉（Na）

鈉是維持人體細胞內外液電解質平衡的主要礦物元素。鈉大部分存在於細胞外液和骨骼中，當大量出汗、洗腎、嘔吐、腹瀉都會導致失鈉、脫水，體內的鈉離子不足時，會出現食欲不振，疲乏無力的情況，嚴重時會肌肉抽搐或是昏迷。但現代生活中，由於精緻食物加工影響，大多數人攝取的鈉含量高於日常標準，但只要注意產品的營養包裝標示，就可以避免攝取太多鹽分，降低高血壓罹患率，也能避免使腎受損而發生水腫現象。

一般每人每日攝取量的建議是：成人 1,000 ～ 4,000 毫克，兒童 1,000 ～ 3,000 毫克，糖尿病或服利尿劑患者最好每天不超過 500 毫克。美國環保署（EPA）的飲用水標準中，也規定鈉不得超過每公升 60 毫克。

鉀（K）

鉀與鈉同樣是維持人體細胞內外液電解質平衡的主要礦物質。鉀主要是存在於細胞內液中，是人體能量酵素所必須的輔助因子，又有身體能源供應的護法使者之稱。當體內的鉀缺乏，嚴重可能造成骨肌麻痺及心臟病發作，提高高血壓罹患率。

根據哈佛大學公衛學院流行病學教授葉旭瑞的臨床報告指出，若於食物中供給足夠的鉀，可使罹患中風的機率降低 38%，根據醫學報告指出，食品中若是鉀／鈉比例高，便是較好的營養比例。一般每人每日攝取量的建議是：成人 2,000 ～ 4,000 毫克，兒童 1,600 ～ 2,000 毫克左右。

鈣（Ca）

鈣是人體骨頭中軟質部分的主要構成元素，缺乏鈣質會導致兒童骨骼及牙齒發育遲鍰，成年人則易出現骨質疏鬆、指甲脆弱等現象。想攝取足量的鈣質，必須仰賴身體的好吸收力，才能使鈣能進入血液供細胞使用。不過，鈣也極易與其他物質形成不溶性化合物，如磷酸鈣、碳酸鈣等，無法通過小腸壁而被排出體外，攝取過多會導致心跳緩慢、肌肉無力，引起組織鈣化和結石。因爲鈣的需要量和年齡、性別及平日生活習性（如：運動量等）密切有關，加上鈣的吸收率和排出率會保持平衡的特性，所以鈣的補充更爲各界所重視。

一般每人每日攝取量的建議是：成人500～1,200毫克，成長期之青少年1,000～1,200毫克，兒童800～1,000毫克，孕婦或乳母1,200～1,500毫克。世界衛生組織（WHO）也主張，飲水的水質標準應明確規範鈣的最低含量，建議應當在每公升20毫克以上；台灣的相關研究也顯示，每公升水含鈣33毫克以上，除了可以滿足人每日鈣的需要量外，同時也可以降低一些現代病的併發症。

磷（P）

磷是人體內細胞膜的主要成分，是去氧核醣核酸（DNA）、核醣核酸（RNA）、三磷酸腺（ATP）、輔酵素、維生素B群等的組成成分。磷脂能控制溶質滲透進出細胞，並能便利脂肪在體內的運輸，磷酸化作用是人體內新陳代謝作用的重要步驟。例如有機磷化合物在人體內能促進醣類代謝作用，產生熱能；無機磷酸鹽在血液中是重要的緩衝劑，有助於維持體內酸鹼的平衡。

每人每日在磷的攝取量建議是：成人500～1,000毫克，成長期青少年與兒童一樣都是800～1,200毫克左右。

氯（Cl）

氯是細胞內主要的陰離子之一，在人體中只能以化合物及離子型態存在，一般以氯化鈉的形式存在於體液中，主要是存在於細胞外液中，尤其是血漿和細胞液間。氯是細胞外液的主要陰離子，是胃液的重要組成，腦脊髓液及腸胃道的消化液中皆含有高濃度的氯離子。

氯離子能調節體液的滲透壓，及水分的平衡；調節體液的酸鹼度；提供胃酸中的成分，活化酵素；殺死腸內細菌，協助肝臟排除體內毒素等功能。

每人每日氯離子的攝取量大致是1～3克之間。

硫（S）

硫是人體中必須的常量礦物質之一，以有機或無機物兩種形式存在於體內。硫是構成細胞質的主要成分，能對抗自由基，具有抗氧化性，能保護細胞不受損傷。硫更是維護毛髮、指甲生長的重要元素，其中含硫的角蛋白就是頭髮、指甲及皮膚的重要物質。

硫還能維持腦部氧的平衡，促進腦部機能，並且可以促進傷口癒合與增強對疾病的免疫功能，同時含硫物質也具有殺菌和強精壯陽的功效。許多酵素的活化都需要硫的存在，因此硫也參與多種體內的氧化還原反應。另外，硫可以清除細胞內的鋁、鉛、鎘、汞等重金屬，含硫氨基酸在細胞內代謝以後產生硫酸，可與酚、甲苯酚等有毒物質結合，成爲無毒的化合物，然後由尿液排出體外，因此硫還具有重要的解毒與排毒功能。

由於硫的攝取只要有足夠的蛋白質食物，基本上身體不會缺乏硫，而且到目前爲止，對硫攝取過多也沒有太顯著或不良的症狀發生，因此這部份就無所謂每人每日攝取量的建議值。

2 小兵立大功的微量元素

除了前述的七個常量礦物質之外，對人體機轉產生重要影響的就是微量礦物質，包括鐵（Fe）、鋅（Zn）、銅（Cu）、錳（Mn）、鉬（Mo）、硒（Se）、矽（Si）、硼（B）等，約占全體的0.02%是維持人體機能不可或缺的要素。這些微量元素爲什麼這麼稀少又重要呢？

以銅（Cu）爲例，銅能組成多種氧化酵素，也能促進膠原蛋白生長；與鐵結合時能幫助人體產生熱能、氧化脂肪與代謝尿酸；而鋅（Zn）則在人類的生長發育、生殖能力、傷口癒合等方面有重要作用，充足的鋅能協助增強免疫機能。

鐵（Fe）是人體最需要補充的微量礦物質之一，人體中有70%的鐵儲存於血液中，可以形成血紅素，鐵還能與維生素C共同參與膠原蛋白質的合成作用，使皮膚和毛髮更具有光澤與彈性；硒（Se）被認爲能抗癌、抗氧化與衰老，是醫療美容界相當重視的礦物質，攝取足夠的硒，能保持體內細胞的活化性。

碘（I）是構成甲狀腺激素的主要成分，爲影響人體大部分新陳代謝作用的重要元素，缺乏碘會引起甲狀腺腫大與發育障礙，而甲狀腺素分泌不足，就會使人倦怠，循環緩慢，容易導致肥胖症。以下就針對常見的幾個微量元素進行介紹。

鐵（Fe）

體重60公斤的人一天的需求量約爲10 mg～15 mg，體內蓄存量4.2 g中約3 g是包含在血紅素中，鐵是人體中運輸氧氣至各器官及造血最重要的元素；依據統計現代女性90％患有潛在性鐵質欠乏症，血液中的蓄存量若欠缺1 g以上，就可稱之爲潛在性鐵質缺乏症，主要症狀爲蹲下站立常易昏眩，若欠缺1.5 g以上，則臉色青白，甚至導致無法站立。

如今含有鐵分的飲料即稱爲健康飲料，但若要產生造血機能則必須有銅元素，鐵與銅之比例爲10：1，深層海水即同時含有鐵、銅兩樣元素。

鋅（Zn）

體重60公斤的人一天的鋅需求量爲8 mg～10 mg，體內蓄存量2.3 g中約90％包含在筋肉、骨頭裡面，濃度最高的爲內分泌腺，尤其是生殖腺，鋅是情報傳達的因子，擁有 DNA 或 RNA 合成時之重要功能，於細胞之分裂亦扮演關鍵角色；鋅素有「性的礦物質」之稱，與精液的合成關係密切。最近更證實人體所含鋅的量不足時，男性的精液會減少，精力亦會因此而減退。

錳（Mn）

人體一天對錳的需求量約 0.01mg，因爲是維繫生殖機能重要元素而有「愛情的鹽」之稱，錳亦關係著骨的形成與維持，也是氧的活性基，亦影響新陳代謝與人體的成長。

硼（B）

硼一天的補給量以 1 mg 爲佳，依據一九八七年及一九八九年國際微量元素醫學會的報告，硼的攝取不足時，亦導致骨關節炎及骨質粗鬆症，更建議一天攝取 5 mg 到 6 mg 以達到預防的效果；最近更發現缺乏硼時、鈣、鎂易從排尿中流失。

碘（I）

碘在人體一天的需求量約 0.014～0.033mg，碘在海水中含量極爲豐富，人體中一半的碘集中在甲狀腺，構成甲狀腺荷爾蒙，碘欠缺時易影響甲狀腺的機能、導致發育障礙、侏儒病、脈搏微弱、身體水腫等現象。

硒（Se）

爲半導體業常時用之元素，雖然含有毒性，卻是男性的精子合成時之重要元素；硒同時也具有減輕有機水銀毒性及抑制癌症的效果，並具有維生素 E 類似的功能，合併使用更可提升效益。

缺乏礦物質，嚴重會造成身體各系統的功能失調，無法充分吸收養分，也難以排除毒素、細胞早衰老化，由此可見，礦物與身體以及其他礦物質的吸收運作息息相關，重要性一點也不容忽視。

海水中精煉出的鹽類或礦物質濃縮液（Nigari），除了氯化鈉之外，尚含有幾十種經過自然平衡的常量與微量的礦物質，而這些礦物質亦存在於人體內，若能適量攝取含這些礦物質，必然對人體健康有所助益；而礦物質攝取不足與過量對身體的影響可以簡要整理如左表所述。

礦物質種類	功能	攝取不足之影響	攝取過量之影響
鈣（Ca）	骨、齒之形成、精神之安定、筋肉與增強心筋之收縮作用	骨、齒之形成障礙、成長障礙、骨粗鬆症、神經過敏（失眠、神經症、急躁、動悸）、強直性痙攣（Tetany）、高血壓、動脈硬化	高鈣血症（筋力低下、口渴、多尿、噁心、嘔吐脫力）、下痢、腎結石
鐵（Fe）	體內氧氣運搬	貧血、成長障礙	血色素沉澱症：皮膚色素沉澱、肝硬化、脾臟肥大、疲勞、耳鳴
磷（P）	骨、齒之形成、細胞膜與核酸之構成成分、能量代謝相關	骨、齒形成障礙、急躁、抽筋、筋力低下	鈣之吸收阻礙（骨代謝異常）、腎障礙、副甲狀腺機能亢進
鎂（Mg）	骨、齒之形成、神經與筋肉之機能維持	骨、齒之形成障礙、抽筋、虛血性疾患	高鎂血症（全身倦怠感、食欲不振、噁心、胃部不快感、便秘、下痢）、嗜睡、低血壓、徐脈
鈉（Na）	神經與筋肉之維持、體液滲透壓維持、體液量調整、體液鹼性保持	食欲低下、噁心、嘔吐、意識障礙、倦怠	高血壓、浮腫、頭痛
鉀（K）	神經與肌肉機能維持、細胞內液滲透壓維持	肌肉機能低下、知覺異常、反射能力低下	高鉀血症（知覺異常、心律不整、脫力感、筋麻痺、嘔吐、下痢）
銅（Cu）	血色素之合成、皮膚黑色素生成相關	貧血、骨異常、毛髮、皮膚色素脫失、成長障礙、生殖力減退、腦障礙	言語障礙、顫抖、吐氣、下痢、頭痛、肝硬化
碘（I）	甲狀腺荷爾蒙成分	甲狀腺腫、甲狀腺機能低下、貧血、成長障礙、倦怠	甲狀腺腫
錳（Mn）	骨之構成成分、糖質之分解促進	成長障礙、骨異常、輕度皮膚炎、平衡感覺不全、血糖上昇	鐵不足、神經障礙（帕金森氏病）
硒（Se）	過氧化脂質分解、致癌抑制	心臟疾病、骨變形導致之關節炎、肌肉痛、成長障礙、不孕症	脫毛、皮膚病變、氣喘、神經異常、指甲異常、貧血、呼吸困難
鋅（Zn）	核酸與蛋白質合成、味覺機能、免疫機能、糖質、脂質、蛋白質、骨之代謝促進	味覺障礙、成長障礙、食欲不振、免疫力低下、傷之治癒力降低、生殖力減退、皮膚炎、脫毛、口內炎、精神障礙	貧血、發熱、嘔吐、腹痛、下痢
鉻（Cr）	胰島素作用促進、脂質代謝促進	血糖值上昇、成長障礙、視力障礙、高膽固醇血症	6 價鉻：DNA 障礙、皮膚障礙、肝腎障礙、肺癌
鉬（Mo）	尿素、糖質、脂質代謝相關、鐵利用促進	成長障礙、神經症	痛風症狀、脫毛
鈷（Co）	維生素 B_{12} 構成	維生素 B_{12} 缺乏症、惡性貧血	甲狀腺肥大症
氟（F）	齒琺郎質強化、鐵吸收相關	齲齒、貧血、成長障礙	齒變色、齒表面不整、關節僵硬疼痛、骨硬化

什麼樣的礦物質才會被人體吸收

1 有機態、離子態、高生物活性

一般人體吸收礦物質的內在影響因素有兩個，其一是人體的健康狀況、性別、年齡與生活習慣等；其二是礦物質本身的形態與質量。存在人體內的礦物質型態又大致可區分爲三種類型，分別是：一、有機化合物形態，例如：磷脂類、血紅素、磷蛋白質、甲狀腺素等；二、無機化合物形態，例如：氯化鈉、氯化鉀、磷酸鈣等；三、游離狀態的金屬離子形態，例如：鐵、錳、銅、鋅等。

一般礦物質及微量元素多以無機化合物形態存在較多，如果直接利用時，被人體吸收或生物的可利用率及生化活性均很低。所以若要直接利用礦物質與微量元素，將會面臨無機態、不易吸收、低活性的嚴肅挑戰。因此，近代生化科技便想盡辦法克服如何把無機態的礦物質及微量元素，轉換成容易被人體方便吸收利用的技術，這些努力不外就是將它們轉換成：有機態、離子態、高吸收率或是高生物活性的礦物質及微量元素。

美國麻省理工學院兩位生化專家，羅森伯格博士（Dr. Rosenberg）和所羅門博士（Dr. Solomons）曾指出，食物中的礦物質通常都是與蛋白質互相組合的，或是與其他食物，例如，碳水化合物或是脂肪等有機分子互相混合，經過一連串自發性的步驟，如咀嚼、溶解、消化等吸收過程中的前置作業準備，最終的目的就是將礦物質及微量元素分解成離子狀態，以便吸收利用。也就是說，礦物質必須先經離子化，才能被腸道吸收，或是從細胞膜中滲透至組織液，才能產生生理功能。因此，食物進入體內，人體需要胃液中胃酸的作用，才能將礦物質從食物中解析出來，也就是說，身體要吸收礦物質，首先必須讓礦物質通過腸細胞膜的離子隧道，要通過這個通道，礦物質就必須先分解爲500萬分之1～660萬分之1毫米大小，約1.5～2Å（埃）。

其實由食物和營養輔助食品所提供的礦物質，很難分解到這麼小，所以大多直接排泄到體外。但是當食物進入含有大量鹼性液的小腸後，可能又會大量降低某些礦物質的吸收率。所以，我們攝取的礦物質及微量元素的型態，就顯得格外重要，若能完全溶於水中已經呈現離子態的礦物質，可以直接通過腸的離子隧道，或不必經過消化過程，就能直接被吸收者當然是最好的選擇。這其中礦物質的陰離子與陽離子的比例一定要平衡，才更能達到各項生理功能的效果。

2 礦物質離子就是電解質

此外，當一般有機或無機化合物溶解於水中時，就形成所謂的溶液，其中水稱爲溶劑，而被溶解的化合物就被稱爲溶質。大多數無機化合物在液體中會進行離子化或解離（Dissociation），由於離子溶解在水中時具有導電的能力，因此稱爲電解質。在此過程中水分子能解開離子鍵，產生陽離子與陰離子之混合，因此含有離子的水帶有電荷，這些電解質就能傳導電流。

在人體內的礦物質離子其實就是可以產生「生物電能」的電解質。人體中有八十多種不同離子，雖然依目前的科學知識尚無法完全瞭解每一個離子的個別功能，但是許多重要的生理機能，皆需要不同的離子參與，像在體液與細胞膜之間相互滲透運作。例如，人體的肌肉收縮和神經傳導，就有賴於鈉離子和鉀離子經由細胞的滲透膜傳送而產生；而鈣離子不但在肌肉收縮中占有重要地位，同時能調節毛細血管和細胞膜之間的滲透壓，調節凝血功能。總之，人體需要吸收離子化的礦物質以產生電能，這也是維持生命非常重要的一環。

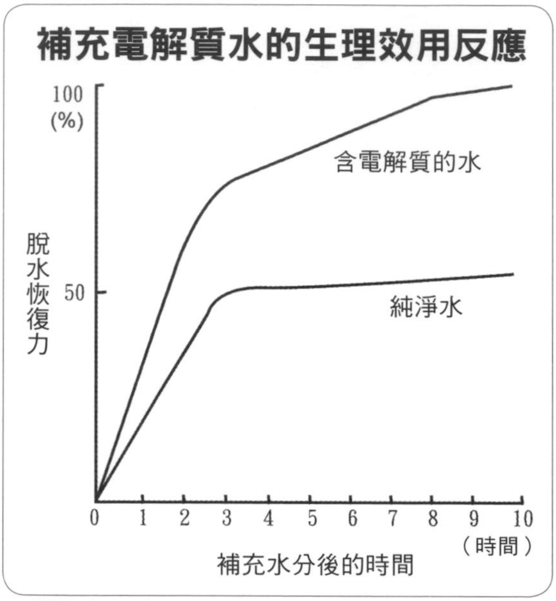

補充電解質水的生理效用反應

（圖片來源：《Nose》，1985；《水決定健康》，2009）

人體內細胞內外液電解質平衡的主要礦物質元素

電解質		細胞外液 (meq/L)	細胞內液 (meq/L)
陽離子	鈉 (Na^{+})	140	13
	鉀 (K^{+})	5	140
	鈣 (Ca^{+2})	5	微量
	鎂 (Mg^{+2})	2	7
	總量	152	160
陰離子	氯離子 (Cl^{-})	104	3
	重碳酸根 (HCO_3^{-})	24	10
	硫酸根 (SO_4^{-2})	1	—
	磷酸根 (HPO_4^{-2})	2	107
	蛋白質	15	40
	有機陰離子	5	—
	總量	151	160

（資料來源：《水是藥還是毒》，2007）

自然平衡的礦物質才有意義

1 人體礦物質組成的平衡性

人體內的礦物質存在，不論是以何種形態的組成，一定要保持平衡才能發揮其生理的效用。因為人體內礦物質之間的運作有如相嵌的齒輪，必須在一定的比例下共同運作才能達到健康的效果。

如左圖所示，圖中各主要礦物質離子在人體內相互促進，或是抑制的關係，例如：從鋅到鎘的單箭頭，就屬於單向抑制，表示補充鋅可以降低的毒性，如果鋅含量過低也會使鎘的毒性加強；例如：由鈉到鉀的雙箭頭，就屬於雙向平衡，表示當鈉的含量過高，會抑制鉀的吸收，反之亦然；另外如：鐵與銅之間的雙箭頭，則表示相互加乘的作用，血液中的銅蛋白可以促進鐵的輸送，因而促成血紅素的合成。這意味著我們必須同時攝取適合且有益於人體吸收或代謝的均衡礦物質組合，才能發揮各種礦物質在人體內所扮演的功能。

《愚弄全球的食物》一書作者，身為專業營養師的卡歐．西蒙塔奇（Carol Simontacchi）經過對照組食物調理試驗獲得的結果，主張礦物質對人類腦部運作與身體各部位運作都有重要的影響，唯有均衡攝取礦物質才能夠促進腦部發育（尤其是兒童），穩定情緒，讓身心健康。

例如鎂是三百多種酵素的輔因子，其中大部分是腦部的酵素，是用來產生細胞內的能源。鎂使肌肉舒張，鈣則使肌肉收縮，鎂與鈣在神經的刺激反應上，是互相制衡的力量。缺乏鎂會使人處於緊張狀態，導致易怒，憂鬱等精神方面的疾病，因爲缺乏鎂會讓鈣的濃度相對偏高，鎂的濃度不足以平衡鈣的興奮作用，神經系統會一直處於興奮狀態，造成人有過動，心靈無法平靜的傾向。所以鈣和鎂是相輔相成又互相制衡的兩個元素，失去兩者之間的平衡，都將造成身體與心靈莫大的傷害。

同樣的，不論其他礦物質或微量元素，在人體內是相互加乘、抑制或平衡等等的作用，總之唯有達到自然平衡的狀態，對人體而言才能保有並促進健康。

人體內微量礦物質相互作用圖解

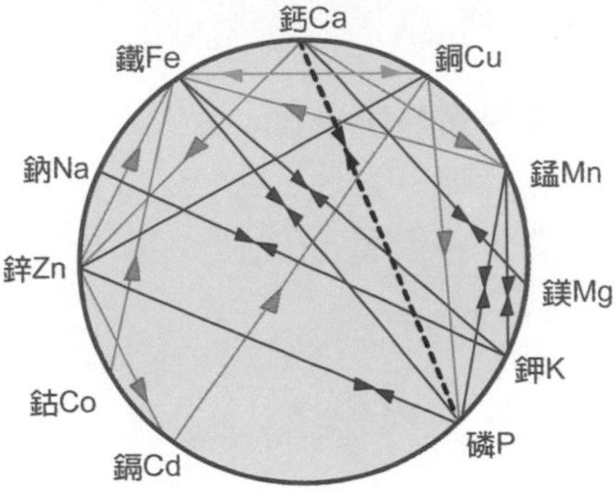

- 雙箭頭（—◂▸—）表示加乘作用例如：鐵 —◂▸— 銅，血液中的銅蛋白可以促進鐵的輸送，因而促使血紅素的合成。
- 單箭頭（—▸—）表示單向抑制例如：鋅 —▸— 鎘表示補充鋅可以降低鎘的毒性，如果鋅含量過低會使鎘毒性加強。
- 雙箭頭（—▸◂—）表示雙向平衡例如：鈉 —▸◂— 鉀表示那的含量過高，會抑制鉀的吸收，反之亦然。

（資料來源：《愚弄全球的食物》，2006；《好水，好健康》，2003；《礦物質的聚會》，2003）

礦物質離子對人體的功能

離子型態	種類	對人體的功能
陰離子 (-)	碳酸氫鹽	中和胃液，維持體內的酸鹼平衡
	磷酸鹽	維持細胞膜的結構；協助骨齒成長；平衡酸鹼值；協助蛋白質代謝
	硫酸鹽	骨齒形成的必要成分，協調免疫機能
	氯化物	胃酸（鹽酸）的主要成分；維持酸鹼平衡；維持體內水分的平衡
陽離子 (+)	氫	胃酸（鹽酸）的主要成分；維持酸鹼平衡
	鈣	協助神經傳導；傳遞訊息至心肌；協助肌肉收縮；調解血液凝結；骨齒的主要成分
	鎂	協助神經傳導；調節肌肉運作；協助蛋白質代謝；活化 500 種以上的酵素功能；有助骨齒的形成
	鈉	協助神經傳導；協調肌肉伸張；維持酸鹼平衡及身體水分的平衡
	鉀	協助神經傳導；協助肌肉收縮；維持酸鹼平衡及身體水分的平行
	鐵	協助血紅素的攜氧功能

2 現代文明破壞了自然界的礦物質平衡

陽光、空氣、水是生命最重要的根本，植物可以行光合作用是靠空氣中的二氧化碳、水和陽光。但植物的生長還要靠礦物質包括常量元素與微量元素等的催化作用，才能產生植物基因必需的蛋白質；葉綠素中最重要的礦物質是鎂，如果土壤中鎂含量缺乏，植物很難正常生長。

土壤和水中含有植物必須的鐵、鋅、鈷、錳等取之不盡的礦物質和微量元素。植物從根部產生根酸將土壤溶解，吸收其中的礦物質和微量元素，再將其輸送到葉片，通過光合作用合成有機化合物，使植物的根莖、枝葉、果實中含有大量的有機礦物質及微量元素營養。

人體很難直接吸收土壤中的礦物質和微量元素，但植物中的有機礦物質與微量元素卻容易被人體吸收，人類就是通過攝取植物將這些礦物質及微量元素吸收到體內，或者是通過吃這些以植物維生的家畜、魚、野生動物而將礦物質與微量元素吸收進體內。人體吸收這些有機礦物質與微量元素後，經身體機能運作利用，使人體細胞得以正常工作，若多餘的礦物質及微量元素則隨糞便排出體外，成爲有機肥料回到大自然中進行循環利用。

但是現代農業大量使用化學肥料，使這種自然的礦物質與微量元素平衡遭到嚴重破壞。再加上殺蟲劑、殺菌劑、除草劑等各式農藥的普遍施用，使生態系統循環中舉足輕重的微生物平衡作用，發生了嚴重破壞。

靠吸收利用土壤中的礦物質與微量元素賴以生存的微生物生態體系遭到破壞失衡後，微生物減少，直接導致礦物質與微量元素的缺乏。化肥、農藥等對土壤的汙染，加上空氣和水的污染等，都使自然環境，這個天然礦物質與微量元素的提供者，產生了史無前例的失衡扭曲與耗竭。

3 食物與飲水不再富含多元平衡礦物質

現代農業爲了提高產量，必須大量使用化肥，大量噴灑農藥，使用氮、磷、鉀肥，雖能使作物外形好、產量高，但是由於缺乏其他營養素和微量元素等，這些漂亮的蔬果竟然是缺乏礦物質微量元素、蛋白質、醣類、脂肪、維生素等的缺陷商品。

二十世紀以來，人類爲了確保糧食產量提高單位生產力，開發了先進的農業技術，這些不外是：改良品種，人工大量產製氮、磷、鉀化肥，開發無機農業，甚至還研發出基因作物；但若一味只求葉果碩大的無機生產，卻產生大量營養失衡及缺乏微量元素的農作物，這種

蔬菜中六種營養素下降比例

蛋白質	鈣	磷	鐵	Vit B_2	Vit C
6%	9~16% 不等			38%	15%

幾種抽選蔬菜中礦物質的平均含量

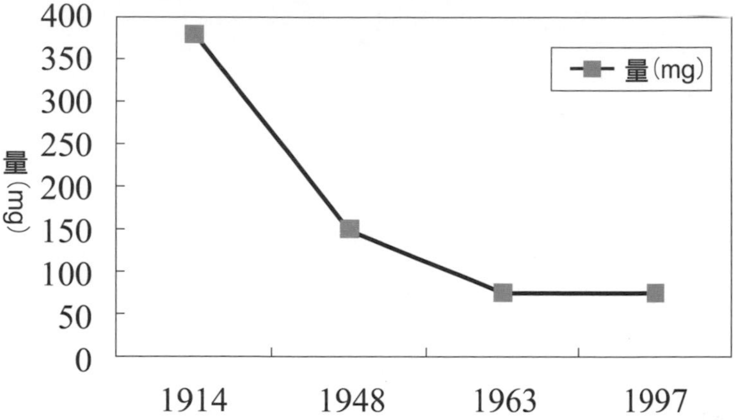

先進現代化的農業雖然滿足了大量供給的需求，無形間造成的負面影響也接踵而至。

根據二〇〇一年日本科技廳關於食品成分的分析調查，現在無機農業種出的胡蘿蔔和菠菜，與過去有機農業時代相比，鐵的含量是1比7和1比20，也就是說要想從胡蘿蔔和菠菜中攝取到與過去同量的鐵，我們就必須吃原來7倍多的胡蘿蔔和原來20倍的菠菜。

美國德州大學生化學家戴維思博士（Dr. Davis）根據美國農業部一九五〇～一九九九年所累積的四十三種蔬果營養資料分析，發現其中有六種營養素呈現明顯下降，包括蛋白質、鈣、磷、鐵、維生素B_2及維生素C；下降的比例從6%～38%不等（請參照右頁表格）。另外也分析了從一九一四～一九九七年美國包心菜、生菜、蕃茄等蔬菜中鈣、鎂、鐵質的歷年含量平均指數，結果如上圖遞減。

礦物質降低的比例(%)

蔬菜種類＼礦物質	鈣	鐵	銅	鎂
馬鈴薯	35	45	47	30
青蔥	74			
青花（煮熟）	75	46		
菠菜（煮熟）		60	96	
西洋菜			93	
胡蘿蔔	48			75

英國學者馬克肯思（McCance）、魏多森（Widdowson）也發現從一九四〇年～一九九〇年間蔬菜中的鈣、鎂、銅、鐵下降較多，水果中以鎂、鐵、銅、鉀的下降較多，如上表。

雖然現代人類已逐漸意識到這一點，農地、耕作地將會向有機農業時代改良轉進，期望能生產出富含礦物質及微量元素的蔬果與穀物。但是要做到這一點也不是件容易的事，更不是一、二年就可以實現的，必須要花一段時間讓大地休養生息，一段時間恢復生機之後，才有機會再生產出具豐富多元礦物質且好口感的蔬果食物，供人類享用。

第四章

深層海水是礦物質的寶庫

以謙卑及智慧擁抱海洋

台灣四面環海，海洋與海水是最熟悉，也最自然不過的環境與資源。早期先民靠山吃山靠海吃海，同時也孕育了台灣的海洋文化。隨著時代進步與科技發展，海洋也提供著它不同的內涵來哺育依靠著它成長的人們，例如：海水曬鹽、海洋漁業捕撈、海域養殖……等等的運用。

二十一世紀人類邁向知識經濟的新紀元，面對不斷創新加值的新挑戰下，許多從產業價值鏈強化的縱向整合，或橫向式的跨領域科技整合都能創造一定的成效，學研界和產業界的大部分菁英也都戰戰兢兢的投入這樣的遊戲競逐中。對海洋的探索與認識及開發利用也默默的在累加。

海洋覆蓋地球71%的表面積，它的量占了地球全部水體的97.5%，當科學家讚嘆浩瀚宇宙的同時，也對有地球內太空之稱的海洋，發出知識所知有限的感慨。據美國國家地理雜誌的評述，他們認爲人類截至目前爲止，所確知的海洋各項知識絕對不及十分之一。若依此論點，我們可以想像未知的空間有多大，海洋知識的探索空間有多麼寬廣，相對其知識加值的潛力是多麼無限。

以「海水」爲例，大家都知道自然界中已發現了近百種的元素，其中有七十餘種都是在海水中被辨認出來的，這七十餘種元素不論以什麼樣的形態存在，基本上它們都是經過數萬年留住時間（Residence Time）後的一定平衡狀態，且在整個大自然情境中一直保持一定的動態平衡。因此看似平淡無奇的「海水」，在很多人的心目中卻是一項「人類無法再改進的上帝恩典」。

大家都知道水的化學性質創造了生命，海水鹽性溶液的化學，則是研究生命起源的開端。在所有自然水體中，海水的各項成分與組成，也已被證實是最接近人體血液的。最近日本科學界在研究「深層海水」時，也發現深層海水的組成結構與孕育人類新生命的母體子宮內羊水幾乎是一樣的。這其實不需太大驚訝，因爲科學界早已證實地球生命源自於海洋，人類生命的起源本來就與海水息息相關。

秉持「人定勝天」意念的科學家或工程師們，常以化學或力學或機械等等的本位態度來審視這個世界，因此當論及海水化學組成時，常會發出「不論你要七十種或八十種元素，任何實驗室拌一拌都可給你」的揶揄，在此辜且不論這樣的化學元素混合液拌得出來或拌不出來？更不需爭論它在某些功能效用是否能完全一樣？我們僅知人類在時間和空間的尺度上，比地球及海洋的生命短太多了。

就以愛因斯坦這麼偉大的科學家在內的許多傑出人士而言，在窮其一生追求科學眞理之後，當生命臨終的前一刻還是「謙卑」的臣服於「大自然」的浩瀚與莫測之中，甚至將廣大的未知虔誠的歸諸於宗教及神祇的傑作。

「海洋」是大自然的恩賜，我們相信它的無盡藏，海洋天然物的開發從一九七一年的二百個增加到二〇〇一年的一萬二千個，第一個研發成功的海洋天然藥物 Ziconotide（一種強效止痛劑）已經正式上市。我希望我們不要自我設限「以蠡測海，以管窺天」，應該以謙卑與誠摯的心戮力於海水「智慧」的探究，進而用知識與努力來創造出它的價值，讓它嘉惠您我等所有海洋的子民。

什麼是深層海水？

從外太空看地球，它是一顆藍色的水球，因爲海洋覆蓋了地球表面四分之三的面積。如果從地球上所有水的體積來評估，海水約占了97.5%，其他的2.5%才是包括南北極與高山上長年積雪與冰，及河川、湖泊、地下水、土壤中的水、大氣中的水等的淡水，可見海水在地球水圈上的份量。

地球上海洋的平均深度大約是四千公尺深，但是怎麼樣來劃分海水是屬於表層、中層或深層及底層呢？這是無法以標尺上的絕對數字來冒然區分的。基本上海洋學界的表、中、深、底層水的分法，與海水的各項特性密切關係，它對水團及環流的關注遠遠大於標尺上的絕對數字，因此絕對數字上的多少公尺水深其實只是一個印象與概念。一般學術界所認知的「深層」應該都泛指一千公尺以下的海水，英語通常以Deep Ocean Water：DOW，或Deep Sea Water：DSW稱之，這也是學術界所謂「海洋深層水」的稱呼由來。

1 台灣及日本的定義

爲何台灣與日本的產業界都以海平面兩百公尺深度以下，來定義所謂的「深層海水」呢？台灣行政院於二〇〇五年四月核定「深層海水資源利用及產業發展政策綱領」，就明確指出「深層海水是斜溫層以下的海水，陽光無法進入，具低溫、富礦物質及營養鹽、清澈乾淨、病原菌稀少等特性」。

「斜溫層」是個海洋科學專有名詞，它是代表海洋深度剖面中溫度梯度最大的某個深度範圍，也就是溫度隨深度加大而減小的變化率最大的水層，一般多發生在水深二百公尺到一千公尺的區間，地球上各大洋中，各個不同區域，就有各自不同深度與型態的斜溫層，而且每個地點的斜溫層都會隨季節、洋流、風向甚至河川入流量而變化，台灣東部的太平洋海洋環境，斜溫層平均約在海平面二百公尺以下。

在日本，海洋深層水其實也沒有非常嚴謹的官方定義或學術定義，日本水產廳也因此在一九九九年（平成十一年）開始補助設置深層水汲水管，而為了有補助事業之認定標準，就必須定義深層水，因此該廳於二〇〇〇年（平成十二年）十一月指導設立水產廳關係團體「水產深層水協議會」，此協議會在二〇〇一年（平成十三年）四月二十七日發表了「深層海水之定義」。

其內容為「深層水之資源性價值在於安定之低溫性、清淨性與富營養性，因此須要定義深度為基準來確保與保證此資源特性，以現在時點之『深層海水』之定義如下。」即「光合作用有機物不從事生產，分解性卓越，而且超過『冬季之鉛直混合所能達到深度』之海洋水」，另外定義中也附註以下之說明「此深度一般認為約二百公尺左右，不過超過二百公尺深度之水域，亦有可能無具有資源利用價值特性，因此深層海水取水者

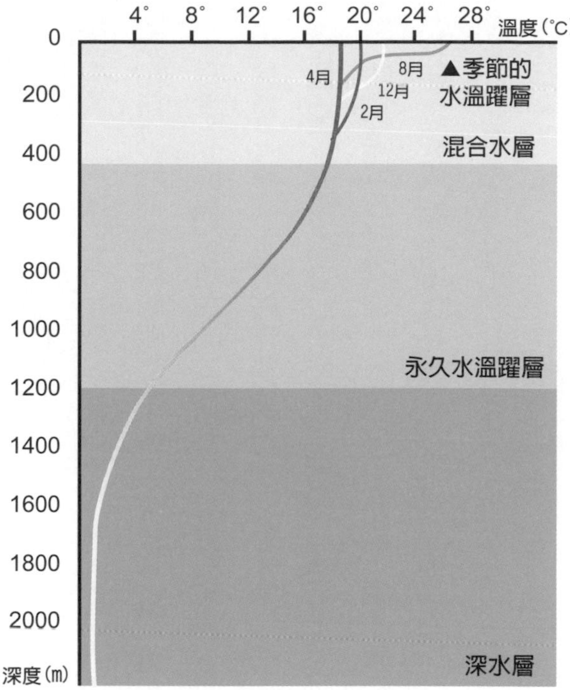

（資料來源：海洋深層水利用學－基礎から應用・實踐まで－，藤田大介、高橋正征，2006）

事前要充分檢證所規劃水域之海洋水是否與利用目的相符合。」此定義是基於當時對於深層水性質之理解狀況所制定出來的，並以水產利用的視野進行歸納整理。

另外在二〇〇五年出版的《日本深層海水產業統計》一書中，曾嘗試將海洋深層水做廣義與狹義的定義，廣義定義：「水深超過二百公尺以下的海水，陽光照射不到，無法行光合作用，無植物及浮游生物，水質不受大氣變動影響者」，狹義定義：「有大洋性深層海流循環流經，有湧升現象將深層海水體帶至中表層海域，水齡必須超過上千年的時間」。

基本上台灣的深層海水定義有絕大部分的內涵是參考日本的相關定義，不論是台灣或是日本在考量產業開發海洋深層水的目的，不外乎是拿來利用，於是利用海洋深層水這項資源來創造價值活動的經濟及技術可行性，也不能完全不考慮，所以二百公尺以下這個相對妥協的數據才會因應而生。至於二百公尺以下深到多深，則見仁見智，理論上每一個深層海水的取水管，都應該依目的的不同與地域特性，選擇佈放到各自最佳的取水點上才對，因此絕對數字二百公尺的意義就可存乎於心了。

2 海洋深層水？深層海水與深海水

如果說海洋學術界以「海洋深層水」來界定具備某種特性的海中水體與水團，那麼「深層海水」應該可以說，就是產業界將具備「海洋深層水」特性的海水資源開發後拿來利用，這種創造加值的過程，不論是被當成原料、冷媒或是被開發產製成商品等，均以簡要的「深層海水」或「深海水」稱之。其實不論用什麼名稱，涵義上應該是一致的，也就是所講的與所說的雖然字面上不一樣，但就是同一件事。

日本一般民眾所謂的「深海」可以從岩波書店出版的「廣辭苑」辭典中查知一二，其中註釋「深海，海較深的部份，一般指海面下二百公尺深以下的地方。」另外也說明「這個地方，陽光無法照射到，植物無法行光合作用，所棲息的動物仰賴表層海水帶來的生物或遺骸爲營養源。」由以上註譯，似乎隱約又看到「海洋深層水」或「深層海水」的相關定義說詞，所以一般社會大眾的習慣用法常會以二百公尺上下來截然劃分淺海或深海。這種概念式的認知，常常才會是導引產業用語主要關鍵。當然日本產業界慣用的深層海水定義，與「廣辭苑」的「深海」註釋也必然有其一定的關係。

全球海洋溫鹽環流循環模式圖

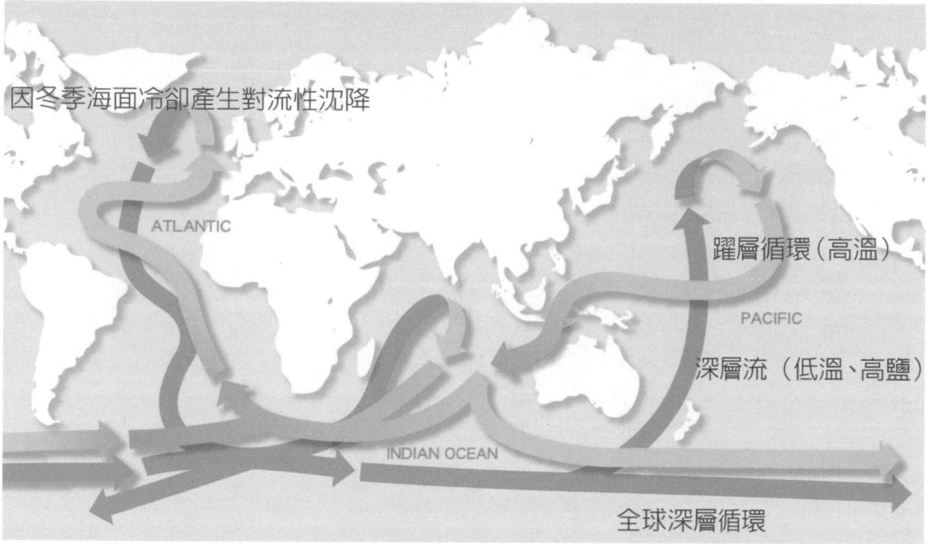

（資料來源：海洋深層水利用學－基礎かち應用 · 實踐まで－，藤田大介、高橋正征，2006）

無論我們用「海洋深層水」或「深層海水」亦或是「深海水」來稱呼取自海洋斜溫層以下，具備低溫、乾淨、熟成與高營養鹽、多元平衡礦物質特性的海水。這種特性的海水資源，如何積極發揮它們的價值在有益於國際民生的利用課題或產品開發上，才是當務之急。

反觀浪費資源與心力到處說三道四比長論短，或似是而非大放厥詞，甚至虛僞做假胡亂命名定義來誤導社會大眾，才可能是阨殺這項台灣剛萌芽產業的最大兇手，我們必需善加利用，才對得起上天對台灣賦予海洋深層水開發潛力的恩賜。

哪裡取得到深層海水

已經知道了什麼是深層海水，大家一定很好奇哪裡才能取得深層海水吧！如果以海洋科學的一千公尺深以下的海水才稱爲海洋深層水而言，幾乎地球上有80%左右的海水都屬於深層海水；若以一般二百公尺深來界定，那麼更有高達95%的海水都可以稱爲深層海水。

照前述推論，深層海水應該是到處都有，而且取之不盡用之不竭的資源才對。所以，要取得深層海水若不拘陸基或海基形式，且不考慮經濟成本與汲水效益，的確放眼大洋處處都是機會點。但是事實卻不然，任何深層海水的開發都有其效用的目標所在，不論採陸基或海基式，受到各區域地理自然條件的限制，在經濟、技術與環境等的可行性考量也勢必無法避免，當深層海水以其特性被定位爲產業原材料來開發時，長期且具規模的陸基式產業基地的思維更無法迴避。因此，在那裡取水？取水點的海水特性與海域地形環境，取水工程的環境、技術與經濟的可行性，才是決定哪裡值得投入汲取深層海水的考量。

1 在哪裡佈管取水最容易？

日本海洋深層水協會代表理事中島敏光博士，認爲有自然湧升（Upwelling）現象發生的地方，是最容易汲取到理想深層海水的所在，因爲基本上可以把它視爲已經不是我們單向的去抽取它；而是它已經湧升到一定程度，讓我們更容易來抽取它，這已是雙向的作爲，自然事半功倍。

請參考上圖，有四個較可能發生自然湧升現象的地方。

2 台灣深層海水的來源為何？

台灣東部海域的海水基本上屬於西菲律賓海水團（Gong et al. 1992）。此水團雖沒

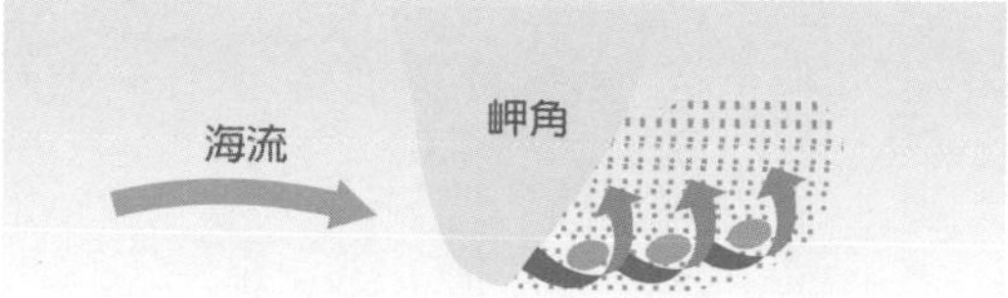

· **半島或岬角地形**（台灣花蓮的七星潭海域類似此型）

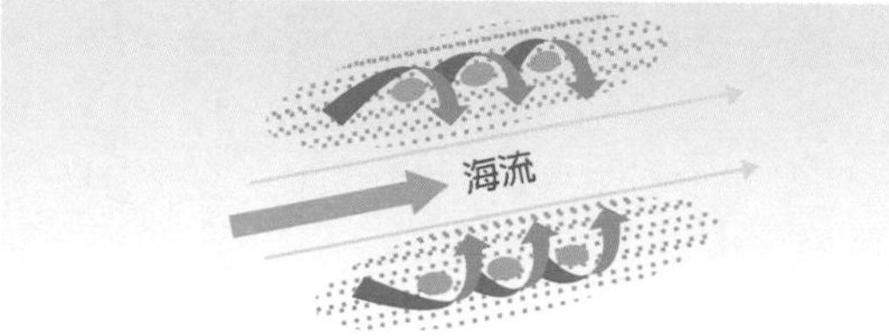

· **海流邊緣**（台灣台東知本以南東南沿海類似此型）

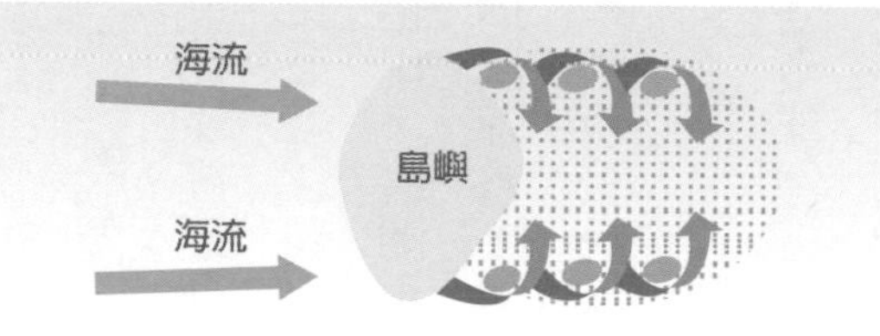

· **島嶼地形**（台灣綠島與蘭嶼海域類似此型）

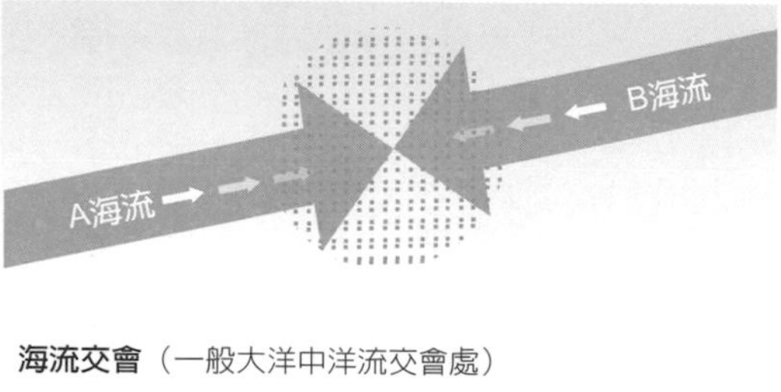

· **海流交會**（一般大洋中洋流交會處）

（參考資料：中島敏光，日本における海洋深層水產業の発展政策について，深層海水資源利用政策與產業推動交流研討，2005）

有絕對的化學定義，但其與南海、東海地區的垂直結構卻有明顯的不同，最主要的是表層（〇～三百公尺）有一層很厚的混合層，是黑潮所帶來的高溫高鹽海水。但三百～一千公尺間有一陡峭的溫躍層，營養鹽濃度隨深度逐漸升高，至一千一百公尺時達到最大值，磷酸鹽、硝酸鹽濃度在此深度可達2.9及42 μm，氮磷莫耳比（μ/p natio）呈一穩定的14.6比值。台灣大學海洋研究所的學者指出，台灣東部附近海域二百公尺以下的海水是由三種不同來源的水所混合：㈠南北極地沉降水，由極地沉降至三千公尺以下，㈡鄂霍次克海及白令海沉降水，在台灣東部沉至六百公尺深左右，㈢太平洋中央表層水，由黑潮帶至蘭嶼附近時沉至一百五十公尺左右。

因此，台灣東部海域不能說沒有大尺度全球性之鹽溫環流經過，全世界大洋的深海都有南北極水團的溫鹽特徵，台灣是整個循環的一部份當然也不例外。

由此可知，不同區域的海洋深層水條件各自不同，這也可以說是相對於全球大尺度循環下，再分別聚焦到不同區域的中尺度深層海水在那裡的探索。總之，如何精確掌握個別區域的水團特性，充分發揮它的價值，才是開發深層海水的硬道理。

3 台灣東部是得天獨厚的深層海水開發基地

台灣位於歐亞大陸塊與太平洋板塊及菲律海板塊三者交接處，相互作用擠壓的結果，不但造成了台灣島的豐富地形與地質，也造就了台灣東部海域的許多特殊海底地形。例如：島弧（呂宋島弧、琉球島弧）、海脊（恆春海脊、花東海脊、加瓜海脊、耶雅瑪海脊、花蓮海脊、新城海脊）、海槽（南縱海槽、台東海槽、南澳海槽、沖繩海槽）、峽谷（台東峽谷、花蓮峽谷）、海盆（花東海盆、和平海盆、南澳海盆、東南澳海盆）、海溝（琉球海溝）……等等。這些複雜且具變化的海底地形，對台灣東部海域的海水物理及化學特性都會造成一定的影響。

綜觀台灣東部海域從琉球島弧以南（宜蘭南澳以南）到恆春半島這段約三百公里的海岸線，離岸不到十公里的海底水深已達一千公尺，離海岸三十公里左右就降到四千公尺水深。甚至有些地方離岸不到五公里海底水深已可達七百～八百公尺深，這種天然的自然條件，在全世界而言，可說是非常難得。

以中國大陸從東北鴨綠江口到南邊與越南的交界，這一萬八千多公里的海岸線，受大陸棚地形影響，幾乎找不到任何一處有足夠深度的深層海水開發場址，這種情形在全球各洲的幾個大陸的海岸線，海域下幾十公里到幾百公里的大陸棚地形，幾乎是司空見慣的常態。反之，台灣東部這短短約三百公里的海岸線，因受惠於位在大陸棚與大陸斜坡邊緣，地形陡降之故，成就了汲取深層海水的大利基。

另外，台灣東部海域有著名的黑潮洋流通過，黑潮流幅寬約一百～一百五十公里，影響深度可達八百～一千公尺左右，表面流速約達一～一．五公尺每秒，往越深處流速就比較緩慢，一般主軸離岸大約五十～一百五十公里，但有時流幅也會向海岸逼近，甚至切到陸地，簡單的形容黑潮就像一條體態可以隨環境變化，在東部海域蜿蜒前行的蛇般，可忽左忽右，也可忽深忽淺的變化運動。它具有高溫、高鹽及高傳輸能量的特性，由於攜帶大量的熱能、鹽分及水量由南向北運移，因而對西北太平洋地區的氣候與生態環境造成相當深遠的影響。

黑潮起源自菲律賓東方的太平洋北赤道洋流，一發源就進入了台灣東部海域往北向流，在台灣東南沿海時便遭遇到前述提及的南縱海槽、花東海脊、台東海槽與呂宋島弧等南北延伸的複雜地形。因此，在台灣東南部海域形成了湧升流現象，將深層海水中的豐富營養鹽帶到海表層，造就該海域成爲良好的漁場。

同樣在台灣的東北角海域也是由於黑潮強勁的北向流，碰到突然變淺的琉球島弧，導致深處海水湧升現象，帶來豐富的營養鹽而形成良好的漁場。這兩處的湧升流現象是早經台灣海洋科學界所確認，算得上是現象明顯且稍具規模的。但台灣東部各地方海域的陸上及海下地形千變萬化，是否可能因爲特殊地形效應與海洋水文氣象間的交互變化，進而產生局部性小尺度的湧升現象，並導至深層海水湧升到更淺的海域，就有賴大家更進一步的觀測與探討研究了。

總之，相較於全球各地，台灣不論從何種條件評量，都是得天獨厚的最佳深層海水開發基地，這何嘗不是老天爺給台灣的一個恩賜。

台灣西部有深層海水嗎？

台灣西部海域之深度絕大部分淺於100公尺，尤其是台灣海峽北部，亦即澎湖群島以北，其水深多半淺於80公尺。澎湖群島四周之海床多礁石，深度變化大。澎湖群島與台灣之間為一北尖南寬的海槽——「澎湖水道」。

澎湖水道為一細砂質海床，其水深介於100—200公尺之間。台中至安平一帶外海，距岸15公里以內，水深都不及40公尺，沿岸淺灘以及堰洲島散布很廣。澎湖群島之西南方亦為一淺灘，名之為「台灣灘」，深度亦淺於40公尺，屬於淹沒的水下丘陵。台灣灘最淺之處僅有100公分，低潮時甚至會露出水面。

因此，基本上在台灣西部海域的海水，幾乎都是剛來自陸源的水與最表層的海水混合成的表層海水。若根據前述「深層海水」之定義，在台灣西部海域，是無法取得深層海水的。

台灣周圍海域海底地形圖

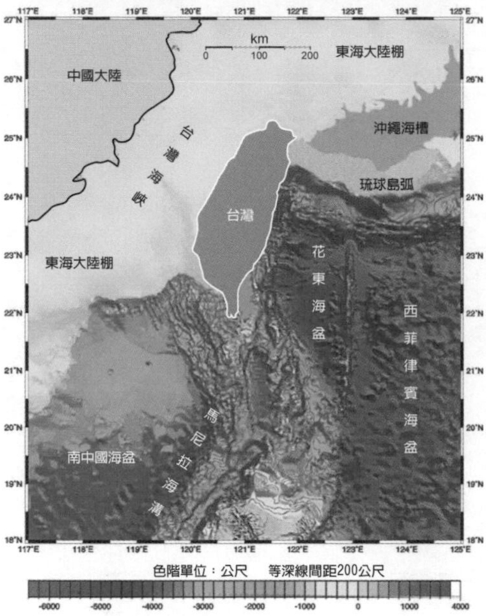

（資料來源：國家海洋學研究中心一，httpl//140.112.65.17/odbs/MGG/mgd/index.html）

深層海水有哪些特性

深層海水不論從物理、化學或生物的角度觀察分析，都會發現具有一定的特性。若更進一步往生命科學的領域探索，更多令人振奮的發現勢必會陸續呈現。以目前科學界對海洋深層水的特性論定，不外：低溫性、潔淨性、熟成安定性、豐富營養鹽、多元平衡的礦物質等五個方向，近二十年來美、日先進國家已充分發揚這幾個特性的優點，開發出種種創新的產品與服務，同時也博得「藍金」的美名。

典型海水溫度垂直分布圖

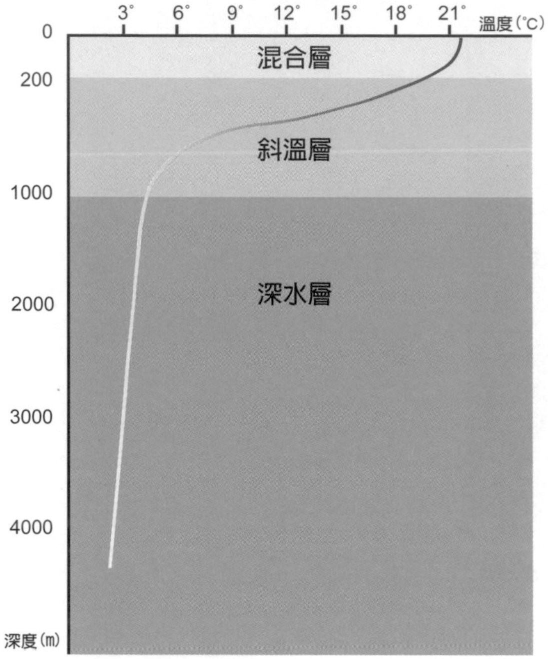

（資料來源：《海洋學概論》，1972）

以下就針對這五大特性分述如下：

1 低溫性

從海洋學的觀點來看，海水若以溫度垂直變化來區分，可簡單的分爲表層（Surface Layer）、斜溫層（Thermocline）及深水層（Deep Zone）。表層海水因爲風浪的影響使其可以充分混合，因

1995~2005 年台灣東岸海域春季平均溫度圖

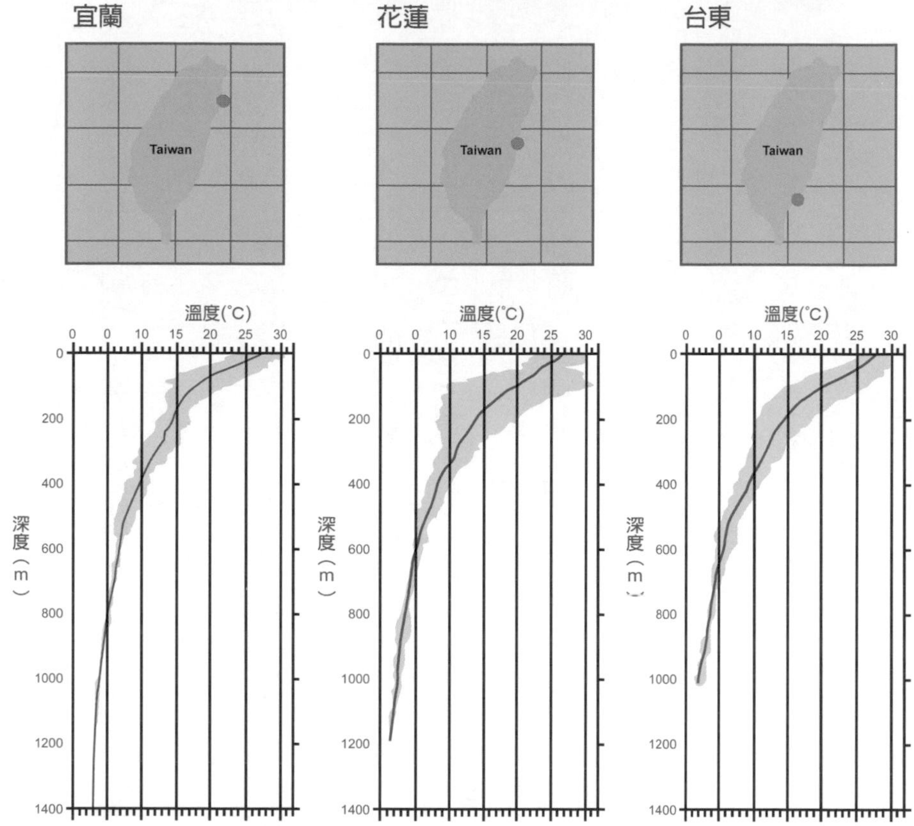

（資料來源：國家海洋學研究中心—海洋資料庫）

此溫度差異不大，故又稱爲混合層（Mixer Layer）或者是同溫層（Isothermal layer），通常深度約爲○～二百公尺。

而斜溫層則是指在混合層以下到約一千公尺深處，因陽光照射無法穿透，故海水溫度隨深度驟降，又稱爲躍溫層。從水深一千公尺以下，海水溫度隨深度緩慢下降，呈現穩定低溫狀態的區域稱爲深水層。

深層海水所具有低溫的特性，便是因深度因素所促成，且不受季節變化的影響。台灣東部海岸這種斜溫層特性，從二百公尺深至一千公尺深處非常明顯，水的溫度也從二百公尺深的約15℃降到一千公尺深的約4℃，足足離海水表面年平均溫度超過20℃。

2 潔淨性

蔚藍的海洋，蘊藏著豐富的寶藏，但人類無止境的掠奪及破壞，使得海洋逐漸地變調；陸地上排放的廢水、海洋航運的油污、海拋的垃圾，都對海洋造成了無法挽回的傷害。Marq de Villiers 在《水：了解人類最珍貴的資源》一書中便提到，當人們在海邊享受陽光、盡情嬉戲的同時，無法計量的防曬油已經成爲海洋中的汙染物。而人類所使用的各種藥品或保健食品的殘留物，正以無法想像的速度污染著地表的水源，當然也包括了廣大無界的海洋。這些物質包含抗生素、類固醇、麻醉劑、鎮定劑、洗髮精、咖啡因……等，充斥在日常生活中的藥品或用品中，其污染程度相較之下雖不算高，但具有反應性質且不易消失的特

污染物質分析項目

分析成分	來源
Acetophenone	人工香料、塑膠、樹脂添加劑
Sulfur dioxide	防腐劑、漂白劑、殺菌劑
Phenol	樹脂、纖維中間產物、殺菌劑
Phthalic anhydride	塑化劑、環境荷爾蒙
Benzophenone	香精添加劑、殺蟲劑
Benzo[f] naphtha [2,1-c] cinnoline	
Dibenz [a,h] anthracene	不完全燃燒產物

（資料來源：經濟部深層海水研發成果及商品化發表會論文集，2006）

性，卻是不容忽視。

這些人類所產生的物質或許一年總數已高達幾千噸，科學家甚至在北海的表層水中發現一種用於減輕低膽固醇含量的藥物——「克羅非比酸」（Clofibric Acid）。據估計，克羅非比酸在海水中大約存在有40～96噸，而每年更增加50～100噸左右的驚人數量。

在一九七〇年代，羅馬俱樂部報告「成長的界限」中便已指出，世界大戰後大量使用的殺蟲劑——DDT，在南極企鵝的體內也都發現了它的蹤跡，足以證明地球的表層海水已受到非常嚴重的汙染，尤其是一般難以偵測的微汙染。

科技的進步使得海洋受到極大的威脅，那麼深層海水是否也會遭受汙染？以垂直分

台灣東部海域總細菌數
隨深度變化情形

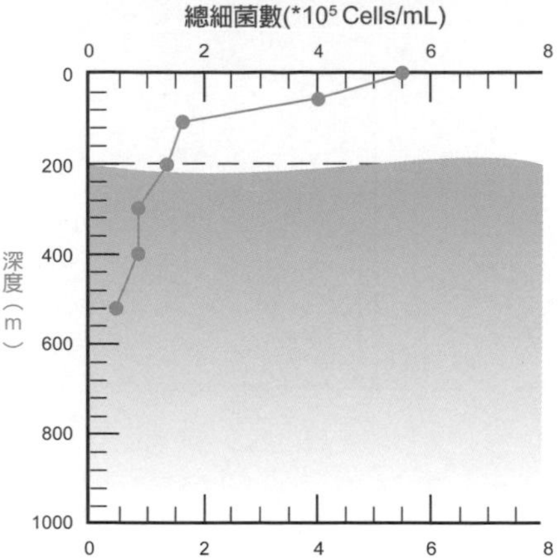

（資料來源：龔國慶，96年度深層海水人才菁英培育講習會，2007）

室戶海洋深層水細菌數
變化情形

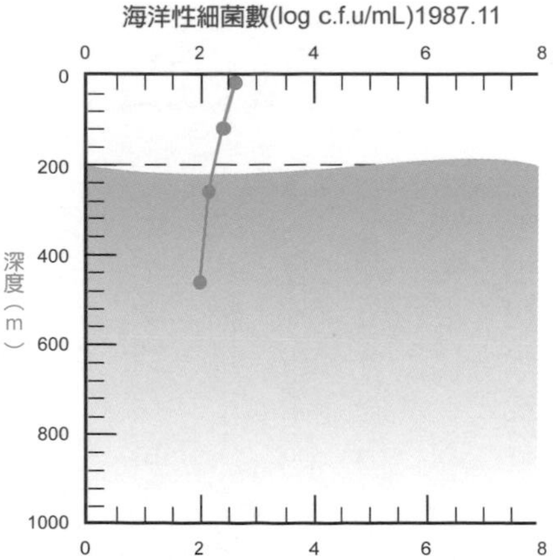

（資料來源：田村光政，第23回中日工程技術研討會，2003）

表層與深層海水污染物質檢出情形

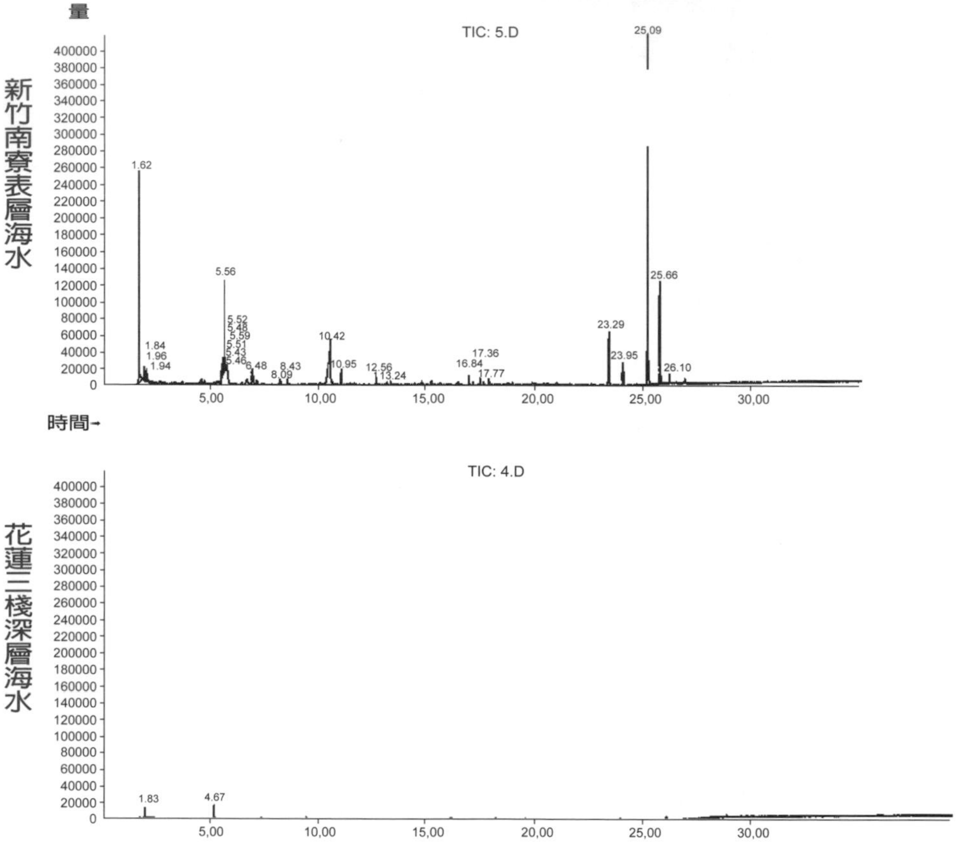

層的海水特性來說，深度超過混合層以下的海水，受到表面風力及海流的影響不大，加上海水層流的關係，深層海水與表層海水發生對流機會不易，因此深層海水相較於表層海水則具有一定的潔淨性。另外，若能經由海水定年來鑑測水團的年齡是否屬千百年前就沉降入海洋深部的水體，自然可以避免受近代環境公害所導致的汙染海水。

　　這樣的深層海水，也可以稱得上是隔絕自

西太平洋各種水深之海水平均年齡

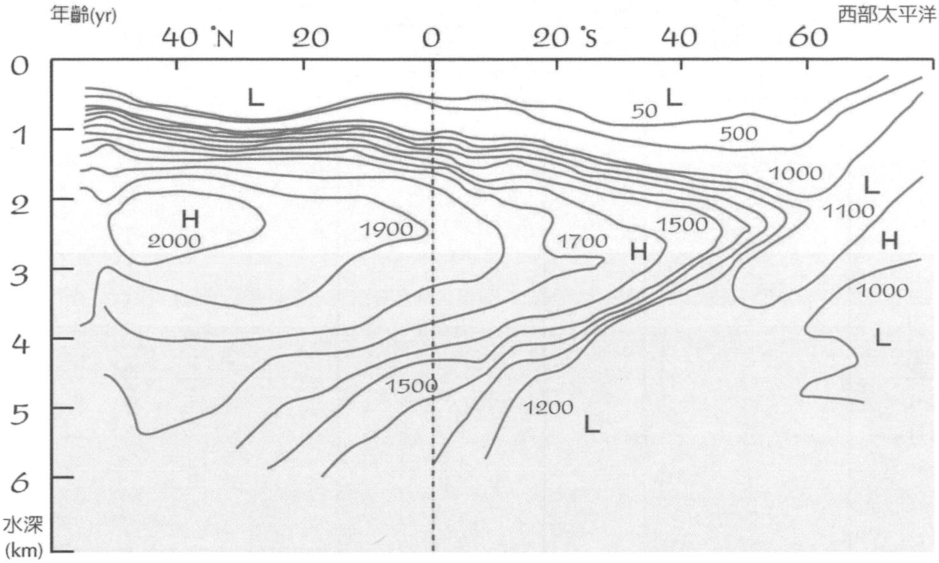

（資料來源：高橋正征，日本海洋深層水產業化技術発展の経験，水利產業發展技術論壇論文集，2004）

陸地或大氣污染源的天然潔淨水。工業技術研究院在二〇〇六年，針對新竹南寮表層海水及花蓮三棧深層海水進行環境賀爾蒙檢測發現，存在於表層海水的塑化劑及環境賀爾蒙等物質，在深層海水中皆未檢出，此結果並發表於經濟部「二〇〇六深層海水研發成果及商品化發表會」。

3 熟成安定性

一般位於某一定深度的海水，不論其來源爲何，但它從與大氣接觸的海表面沉降到現在的時間，至少都有幾百年甚至上千年。位於海的深部且水齡爲幾百年或上千年的水團，大都是經過長時間的緩慢循環，再加上高壓與大氣隔絕的影響，進而成爲成分穩定的海水。

若能進一步證實這些採自海中深部的海水與源自南北極的融冰有關，經由上千年的緩慢移動，才成爲目前的原料或水源，其價值自然更高。此外，根據日本的研究指出，深層海水具有水分子團較小的特性，相較於水分子團較大的水，具備較大的滲透（Penetration）與萃取（Extraction）能力，細胞將可較易吸收。

4 豐富營養鹽

一般表層海水由於陽光可以穿透，光合作用的進行與海中生物的食物鏈運作的結果，導致營養鹽被大量消耗，同時也營造了豐富的生態環境。

另一方面，深層海水多位於陽光無法穿透的深度水層中，沒有光合作用，導致有機物被分解成爲無機營養鹽類，成爲海洋中的天然肥料。

這些植物生長所必須的營

各大洋營養鹽濃度垂直變化情形

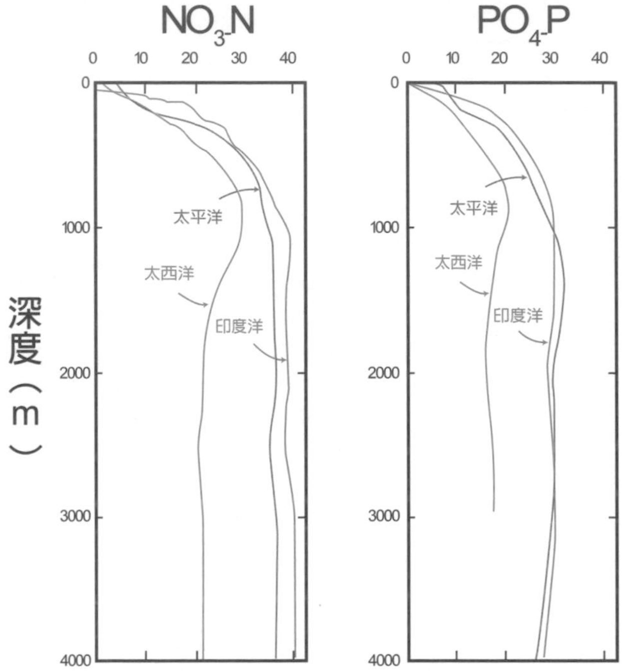

（資料來源：海洋深層水利用学—基礎から応用・実践まで—，2006）

養鹽類（例如：硝酸鹽、磷酸鹽、矽酸鹽……等），在海水中的溶存比率與生物體組成極為相近（C：N：P＝106：16：1），且營養鹽類濃度隨著海水深度變化有增加的趨勢。

5 多元平衡之礦物質

海洋是地球最大的「礦場」，礦物質主要來源是來自陸地岩層受到雨水沖刷而融入海中；除雨水沖刷外，海底火山也會直接將礦物質噴散至海水中。Rachel L. Carson 在《The Sea Around Us》中指出，平均每四十億公升的海水中就含有一億六千六百萬公噸的溶解性礦物質，而全球海水所包含的礦物質總量則高達五萬兆噸的驚人數字。這些藉由雨水匯集來到海中的礦物質，在海水中處於持續性被利用及補充的狀態，其在海水裡

台灣東部海域營養鹽濃度變化情形

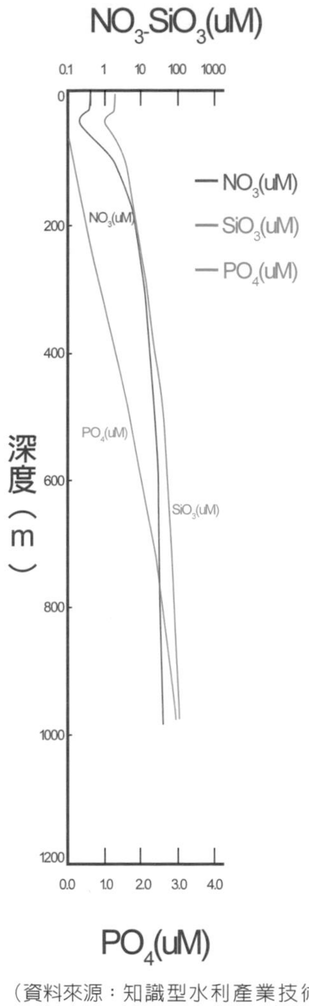

（資料來源：知識型水利產業技術開發計畫（2/2）－深層海水環境水質基本調查，2006）

的留住時間（Residence Time）通常都較海水的混合時間（Mixing Time）爲長，因此水溶性礦物質在海洋中多呈現均勻分布的動態平衡。

海水中豐富的水溶性礦物質，爲補充人體每日所需礦物質的優良來源之一；且因深層海水的潔淨特性，使得萃取出來的礦物質濃縮液較表層海水所製造的更爲純淨。具有平衡性的海洋礦物質，爲人體機能運作不可或缺的重要物質，雖然它只是個小配角，但是缺少它將可能使得免疫機能降低，影響人體的吸收及代謝作用。

根據日本學者櫻井弘所編著，二〇〇二年七月出版之《元素111的新知識》一書內容所示，日本深層海水的成分分析結果，大致可呈現礦物質與微量元素的多元存在事實，如左表。

深層海水成分分析

項目		測定值（mg/l）
一般水質	pH	7.6
常量元素	總有機碳	1.0
	氯	19,500
	鈉	11,100
	鎂	1,300
	硫酸根	2,700
	鈣	470
	鉀	450
	溴	66
	鍶	7.2
	硼	4.2
	氟	1.0
營養鹽	總氮	8.9
	氨氮	<3.7(umol/L)
	硝酸鹽	21.4(umol/L)
	亞硝酸鹽	1.4(umol/L)
	磷	1.71(umol/L)
	矽酸鹽	1.71(umol/L)

項目		測定值（mg/l）
生物性指標	大腸菌群數	0
	一般細菌數	0
微量元素	鋰	0.36
	銣	0.26
	碘	0.082
	鋇	0.007
	鉬	0.010
	鋁	0.002
	鋅	0.0025
	砷	0.0004
	釩	0.0012
	鎳	0.00061
	錳	0.0003
	銅	0.00032
	鉻	<0.0002
	鍺	<0.01
	硒	<0.0002
	鈷	0.00003
	錫	0.00005
	鉛	0.00006
	鎘	0.00005
	汞	<0.00002

深海礦物質——原始生命力的起源

1 海水具有與人體組織相似的礦物質組成

當海洋中充滿著礦物質，而大氣中也充滿了甲烷、硫化氫、氨等氣體時，這些物質一起溶入水中，經由宇宙射線能量的作用後，通過生命元素「礦物質」的催化，形成有機物，進而演化成最初的單細胞微生物，達成生命突變的現象。經過幾十億年的長期演進，進化成地球上的高等生物和人類的祖先，也更進一步證實生物進化源自海洋。

由於人體的組織液裡含有各種礦物質，其組成比例與海水非常類似，這暗示著海水與生物體有著密不可分的關係，且海水也是人體攝取均衡礦物質的重要來源。或許可以這麼說，科學家推論遠古時期生命是起源於海洋，而所有生命結束後經過久遠的歲月沖刷，最終也是回到海洋。因此，海水容納了遠古至今所有生物與無生物所留下的軌跡，但不幸的是，也包括近代人類文明所產生的污染。

所幸近代人類所留下的污染軌跡，大多尚停留在二百公尺以上的表層海水，而二百公尺以下的中、深層海水還保留著遠古純淨，無近代工業所產生之微污染，同時富含大量平衡穩定的礦物質與其他生物所需的資源。

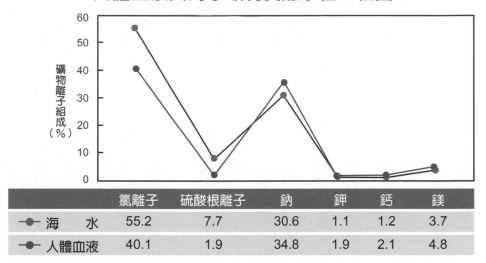

人體血液與海水礦物質離子組比較圖

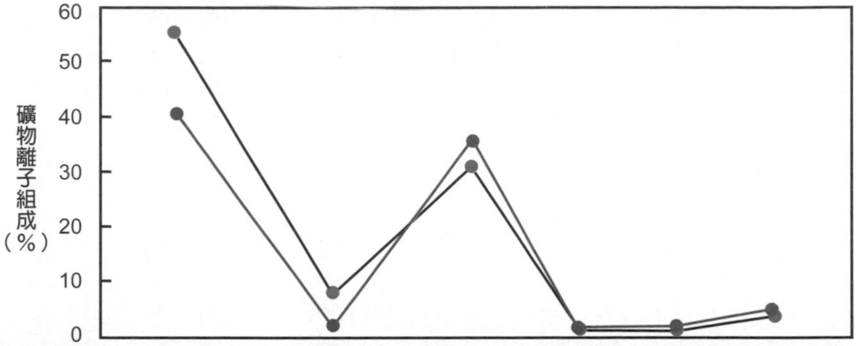

	氯離子	硫酸根離子	鈉	鉀	鈣	鎂
海　水	55.2	7.7	30.6	1.1	1.2	3.7
人體血液	40.1	1.9	34.8	1.9	2.1	4.8

（資料來源：《好水，好健康》，2003）

2 促進生理機能的礦物質來自海洋

自然界中地球表面所看到的固體不是岩石就是土壤，這兩種東西都是不同物質的混合物，但是構成岩石和土讓的基本粒子並不是混合物，每一個粒子都具有一定的化學和物理特性，這就是所謂的礦物，岩石與土壤都是礦物的集合體。

地殼或稱地球的外殼主要爲礦物所造成，99%的地殼由氧、矽、鋁、鐵、鈣、鈉、鉀及鎂等元素所組成，構成地殼的主要礦物，因此地殼均富含這些元素。當然地殼中也含有其他元素，但含量不豐甚至到稀少罷了。目前地殼中所發現的元素已近百種，現在已知的礦物大約有二千二百種，大部分礦物存在地殼中，少部分發現於外來之隕石或取自月球。大部分的礦物構成岩石，再經風化變成土壤後，分布在全球不同地域中，所以也會出現某些地方土壤中某些元素特別豐富，某些元素卻特別缺乏的現象。

陸上生物經過長期演化，在進化的過程中，動物爲了適應不同環境，逐漸形成半滲透性的細胞膜，同時也形成封閉式的循環系統和排泄系統，用以回收所需要的必須元素和排除多餘有毒的物質；並且從進化過程中，具有相同作用的各種元素之間，進行所謂「優勝劣敗，適者生存」的生存與淘汰，在選擇其所需要的礦物質後，發揮延續生命的生存。

爲了生存，這些陸上的生物不但要設法儲存所需的必要元素，同時還必須設法排除過量的必要元素，因爲元素在體內過多，可能反而形成有害的毒素。因此，生物體內敏銳的平衡作用，隨著進化演進逐漸開始形成，對礦物質的需求量也逐漸演進至與體內達成協調之濃度。

人類的發展史中，礦物的影響一直如影隨形，諸如：石器時代、銅器時代、青銅器時代、鐵器時代等，皆是依對礦物的認識與應用而區分得名。十八世紀德國科學家偉納氏（A.G. Werner）首次以科學方法研究礦物學，當時的化學家才開始以礦物爲原料來提取元素。發展至二十一世紀的今日，各種精煉提純礦物元素的方法已經是成熟且普遍的技術，從陸源的岩石礦物中提煉各種元素已是順理成章的事。

但是在這科學發達及礦物質化學元素相對方便取得的今日，開始有人認眞反思這樣方式所獲得的礦物質元素，對生物與生命體所需要與可以吸收的型態是否一樣？它與原生出現時所呈現的內涵又有什麼基本上的差異呢？是不是您需要幾種元素，只要一一加進去就可以的簡單得到「一加一等於二」的結論呢？自然界中礦物的存在似乎不是如此，更何況是面對人類或其他生物的生命機轉時，自然會符合大自然規律的運用。

更何況，近來也發現許多礦物元素的提煉過程，在加入強酸或強鹼的裂解製程中，爲了節省成本或資源再利用，使用了廢酸或廢鹼，或是來自其他產業已經運用過的回收酸或鹼。當然同樣可以順利達成裂解溶化岩石礦物的目的，但是無形間那些殘留微量的不明物，或許產生其他作用殘留在產物裡，或許在不刻意中已造成二次汙染，這樣的風險我們也不得不防，並好好慎選原料及產品的來源。

前述提及，海洋是地球最大的礦場，陸源的岩石礦物與土壤礦物等，受到風化與雨水沖刷，最終都會融入浩瀚的大海，在這裡經過幾億年來的混合留住過程，基本上已達到一個非常穩定的動態平衡狀。加以海水中的礦物質具親水性，也就是呈現所謂離子化的型態，而生物體所能運用的礦物質，也必須是具親水性的離子。例如：在地殼土壤中，鋁的含量遠大於硼的含量，但是對於生物的生理功效而言，鋁則遠不如硼，那是因爲硼是親水性礦物質。同理，海水中大量的碳其對於生物的生理功能，遠比地殼中大量的矽重要得多。

海水中的礦物質，是以離子化的型態存在於海水中，因此具有導電性，當它們進入人體後，可立刻被吸收利用。在炎熱的氣溫下，尤其是在夏天氣溫超過34℃的高溫下工作，或是做劇烈運動時經常因爲流汗過多，使得身體內的水分和電解性礦物質大量流失，引起中暑和心臟病突發，如不緊急救治，可能導致死亡。

總之，地殼中雖然充滿了陸源性的各種礦物質，但是針對生物或人類的可利用性卻有一定的侷限。反之海洋性的礦物質則是多方面彌補了陸源性礦物質所沒有的缺憾，基本上可以促進生命生理機能的礦物質特性，從海洋多元平衡的礦物質中，都可以找到，難怪生命的起源會是來自海洋。

深層海水的好處與應用

深層海水具有穩定低溫，富含氮、磷營養鹽，清淨且病原菌少又含有豐富之礦物質等特性，根據其不同特性可直接或間接應用於水產養殖、食品飲料、休閒理療、溫差發電、冷凍空調、醫藥研製、化妝品等。直接利用方面則包括以下三項：

①穩定低溫：可應用於溫差發電、建築物空調、溫控農業（如催花溫室、蔬果根系冷卻）、魚貨保鮮等。

②清淨且病原菌少、富含氮、磷營養鹽：可直接將深層海水汲取至表層進行海域肥沃化，聚集漁群，形成人工漁場。另外亦可作爲水產養殖之水源，如高經濟價值之水產種苗培育（如九孔、鮑魚、鱈魚、龍蝦等）、藻類培養（如綠藻、珪藻、紅藻等）。

③清淨、病原菌少且富含豐富礦物質：直接可應用於沐浴、海洋理療。

間接利用方面，深層海水經過除鹽、分離、濃縮等特殊處理程序後，除鹽後之淡水可提供飲用，其中屬於高價值產品爲濃縮後之高礦物質水，主要利用範圍如下：

①農業用途：可調製礦物質培養液、土壤改良劑。

②化妝品用途：可調製保濕、保養品。

③食品用途：可調製食用鹽、食品發酵（如麵包、啤酒、清酒等）、食品醃製（醬油、

醬菜等）。此外日本赤穗化成株式會社更應用於保健機能食品，開發並證實深層海水調製之高礦物質水，對於脂肪代謝與血壓作用方面特別具有功效。

深層海水多段利用示意圖

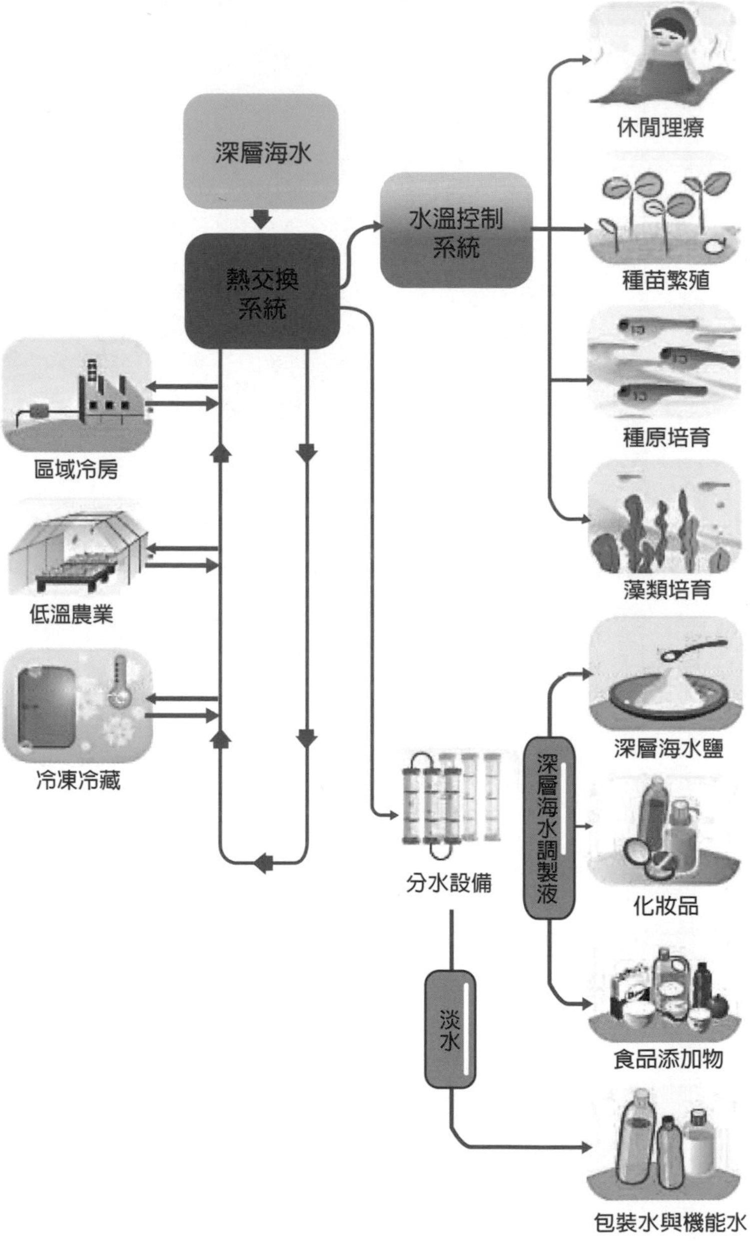

第五章

您現在喝什麼水

網路上曾經流傳一篇「海洋深層水不能喝」的匿名信函，除了引起業界的譁然，也驚動了政府主管機關出面釐清，當然也引來許多老朋友對我的關心。在瞭解內容與所引述文章圖片後，發現該原文與海洋深層水一點關係也沒有，該文原意是將一滴海水（任意取得的）放大25倍後觀察水中浮游生物所發現的情形。圖片也是攝影師利用海洋科學家經過細網過濾收集的一桶海洋生物，將已知之物種挑出放回大海，所留下未知的物種，再經由燈光聚集生物特性的刹那間所捕捉到之照片。乍看之下的確非常震撼，但仔細回想，這樣的手法如果應用在地球其他水體上，相信結果也不會差異太多。問題是我們喝的水並不是這樣的原水！

什麼水可以喝？什麼水不能喝？這個課題其實沒有複雜到必須爲了某些商業利益刻意去誤導抹黑的地步，更也不值得爲了炫耀自己專業，而刻意誤植並作假放大詮釋，反自曝眼界狹隘素養不足之短。

水是維持人類生命不可或缺的要素，人不可以不喝水，而可以喝的水以「乾淨」是最起碼的條件，所謂「乾淨」簡單的講，就是衛生無污染。據聯合國的研究報告指出：全球目前有10億以上人口無法取得安全的飲用水，每年平均超過500萬人死於飲水所引發的疾病，這是全球因戰爭死亡人數的10倍。當然「乾淨」這種衛生無污染的要求，除了最基本的安全門檻之外，隨人類生活水準提高與科技發達，如何定義「乾淨」就會與時俱進。當生活水準超越了「乾淨」的需求滿足後，水的「機能」就開始被探討與重視，相關的技術運用與產品也就會由專業用途普及至一般生活層面。

但是除了上述乾淨與機能的滿足外，喝水我們還會關心什麼呢？眞的乾淨嗎？口感如何？好喝嗎？這樣的水對身體健康嗎？這些生活上「需要」與「想要」的課題如何被滿足，在現實社會的消費市場上就造成了「科技創新」與「廣告宣傳」無止境的戰爭。感覺上，穿鑿附會、似是而非、誇大作假，甚至抹黑中傷的商業作爲遠遠超越創新研發與科學務實的作法。消費者爲了喝到一口乾淨安全又健康的好水，如何判斷眞正好產品，還眞需要一點運氣與「聰明智慧」才行。

現代化文明社會裡，喝到符合衛生安全的「乾淨」水應該是件理所當然的條件，但是若想喝到既「乾淨」又「健康」的「好水」則未必然。

自然界中，公認的健康好水非世界上著名的幾個長壽村的水源莫屬，但是這樣的好水在技術與經濟及環保的現實考量下，不可能變成世界各地家家戶戶普及化的日常飲用水源。爲此現代化都會家庭的生活飲水，在過去很長一段時間裡，爲了確保喝到乾淨安全的水，已經付出了許多昂貴的代價。然而這些經驗告訴我們，解決某項問題或創造某些機能後，卻也衍生出另一些新的問題或後遺症，這些矯枉過正或是過猶不及的隱憂，還是在眾家業者的華麗廣宣包裝下，成爲似是而非的遺憾，更遑論眞正能喝到一股「健康好水」。

健康好水，它的內涵基本上是因每個人年齡、性別、體質與身體狀況的不同而有個別的差異，至於爲了烹調或沖泡飲品能創造好喝口感的好水，也是起因對於反應目的對象的不同而有所差別。因此，生活在現代化文明大都會裡的您我，爲了追求日常生活中能喝到健康好水，只有仰賴人類高度的智慧與日新月異水科技的協助才有機會達成。

徹底從水科技的「淨化」、「活化」與「調質」的功能機制中，來創造符合健康好水的要素和條件，並透過生技知識與高科技IT技術的結合建構，來有效達到個別化因人而異的健康促進判釋功能，與因應烹調或沖泡所追求好口感的不同需求。若能順利綜整上述各項機制、材料與功能，並能兼顧天然與平衡，進而設計研發出一套具智慧化，既可以提供乾淨、健康又美味的水的實體設備，再將其商品化並推廣普及開來，健康好水在都會生活中隨手可得的願景，才可以眞正實現。

現代水污染的危機

根據世界衛生組織（WHO）的一份報告推論，人類疾病的主要原因，80%與水有關。可以瞭解：沒有水，生命無法生存；沒有乾淨衛生的水，生命就無法健康生活。在現代人類生存的大環境中，除了感恩惜福我們所擁有水資源外，更應該注意並重視如何保育這些水資源，使其不受破壞與污染。

全世界每年約有四千二百多億噸的廢污水排入江河湖海中，污染了五萬五千億噸的淡水，這些淡水相當於全球徑流總量的14%以上。人口超過十三億的中國大陸，經過水利部的調查所公佈資料顯示，全國已有超過半數河川被污染，其中有四萬公里不符漁業水質標準，有二千四百公里河川魚蝦絕跡，一些大中城市的中小河流已變成排污河；最嚴重的是90%以上的城市水域污染嚴重，城市的水源品質當然也每況愈下。

台灣的河川受廢污水的污染，也是經歷了一段慘痛的過去，近年來在政府及民間共同努力下，總算看到一些清水的生機，但是過度的開發帶來了水源品質的降低，各種影響健康的風險也與日俱增。

二十世紀八十年代之後，全世界各種水體中被檢驗出二千二百二十一種汙染物，美國有二千零九〇種屬於有機化學汙染物，自來水中存有七百六十五種，其中二十種爲致癌物，二十三種是可疑致癌物，十八種爲促癌物，五十六種爲致突變物，而尚未被發現者還在與日俱增中。所以，我們在檢討您現在喝什麼水的專題中，特別針對：「近代水汙染中的微汙染」與在不知不覺中「自來水的二次汙染」做進一步探討。

1 感覺不到的微汙染

以自來水己可生飲的美國爲例，近期也爆發了飲用水含多種藥物成分殘留的驚人汙染事件；農業發達的佛羅里達州、愛荷華州，也一直存在因農業污染，導致水中含有具致癌性的硝酸鉀問題；就連地中海的海水，也因爲海灘戲水人們身上塗抹的防曬乳溶於水中，持續遭受 **PPCPs**（藥用及個人保健物品）的汙染。同樣的，在北美洲與世界各地，這種環保簡稱爲 **PPCPs** 的殘留物，正在汙染著地表上的水源、地下水，甚至飲用水。

雖然相對而言，到目前爲止這些殘餘物的汙染程度尚不算高，但卻是未知後果會如何，因爲它們具有反應物質，而且不易消失。這些產品包括了近代科技發達後的產物，諸如：抗生素、類固醇、抗抑鬱劑、麻醉劑、止痛劑、鎮定劑等藥物，以及其他處方與非處方的藥劑。它們還包含口服避孕藥、防腐劑、香水、洗髮精、防曬霜、驅蟲藥、補給食品、咖啡因及尼古丁等等。

根據美國「地理調查」組織在美國三十個州的水處理廠的取樣分析計畫中，就曾經發現有三十一種的抗生素和抗菌化學物，以及各種荷爾蒙和控制生育的化合物。一般汙水處理廠很少會去處理 **PPCPs**（藥用及個人保健物品）的殘餘成分，終至任其排放流入自然水體中。德國的科學家就曾經在北海的水質取樣分析中發現，在北海水體中有逾六十種以上的不同藥物殘留，其中一種用於減低膽固醇含量的藥物「克羅非比酸」（Clofibric Acid）其含量經推估已高達四十～九十六噸之間，並且以每年五十～一百噸的速率增加中。根據科學界的論述，諸如PPCPs等這些無法即時偵檢測出來的水中微汙染，目前約計有三百種之多，其中屬於有機難分解，可影響基因導致癌症病變可能性者，約十幾種。除了前述提及之PPCPs外，例如：戴奧辛、EDCs（環境荷爾蒙）、DDT農藥殘留、PCBs（多氯化重苯基）、OE57病毒……等等均屬之。

2 為飲水安全把關

爲了因應現代社會的各種汙染問題，世界各國政府對水質標準的訂定與把關，成了用水安全的最後防線。像是美國就在地表水及地下水處理法（SWTR）中明文規定，飲用水處理過程中，至少需移去99.9%的梨形鞭毛蟲（Giardia lamblia）和99.9%的病毒，將飲用水被致病微生物汙染的風險降至最低，才能將處理過的水輸出。

爲了替人民健康把關，我國行政院環保署，也於民國九十七年一月二日修正發布飲用水水質標準第三條規定，增訂戴奧辛、亞氯酸鹽與修訂鉛、溴酸鹽之管制標準，是繼美國後，全球第二個訂定飲用水水質中戴奧辛管制標準的國家。

儘管如此，面對水體的近代微汙染，若大家再不驚覺並重視水源的保護，無論淨水科技再怎麼進步與發達，都將難以抵擋種類繁多且變化無形的水中汙染物質的殘留，屆時，日常飲用水的安全都將產生很大的危機，更不用說要追求喝水喝出健康的境界了。

3 避免二次汙染

台灣的自來水事業，將水源經由淨水廠處理後，必須通過品管檢驗，在水質合乎飲用水標準後才可以輸送給用戶使用，因此一般自來水應該已是衛生安全的飲用水。

但是有許多民眾在住家中打開水龍頭，偶會發現水質不佳的情形。除了將原因歸咎於輸送過程因老舊管線受到汙染外，其實住戶本身所造成的「二次汙染」，也是其中主要原因。

一般自來水經管線送至各家戶，經安裝水錶後，會依每家每戶的住宅形式來配置管道送水，有些老舊之低樓層建築，可能就是直接將管線接到每戶的水龍頭；有些屬較高樓層的新建築物，可能就必須經過地下室的蓄水池或頂樓的水塔，再分層送到各家戶的水龍頭，這時就容易發生自來水的「二次汙染」情形。

根據行政環保署飲用水手冊上的說明，歸納產生自來水二次汙染的原因，不外下述七點因素：

①住戶本身用水設備不良導致二次汙染。

② 地下室蓄水池設置位置較周圍低，以致汙水流入或滲入。

③直接由馬達抽取自來水配水，造成水管內負壓而吸入汙水。

④供飲用的水槽或水塔內，接入自來水以外的水源。

⑤蓄水池或水塔進水口高度低於最高水位，使進水口有時會浸沒在水中，產生二次汙染。

⑥洗衣機使用橡皮管接水時，若橡皮管浸水過久，也易造成二次汙染。

⑦蓄水池、水塔的容量太大，造成換水不足或水滯留情形，在餘氯不足下孳生細菌。

其實除了環保署的七點原因外，不容否認的事實是，大部分的家戶都忽視了蓄水池或水塔週遭環境的清潔衛生與維護，這才是造成家戶飲用水二次汙染的最大問題根源。

知道了這些問題點，只要我們平時能多加注意蓄儲水環境的清潔衛生，並每半年清洗一次蓄水池或水塔，相信您就可以安心飲用家中的自來水。

1 您現在喝什麼水？

市售的飲用水琳瑯滿目，有純水、超純水、電解水、礦泉水、蒸餾水、鹼性離子水、高氧水、臭氧水、能量水、海洋深層水……各式各樣的水充斥在飲用水市場，您知道您喝的是什麼水嗎？

①何謂RO水？

RO水（Reverse Osmosis Water）又稱「純水」，顧名思義就是非常純淨的水。這種利用薄膜製程處理產製的純水，已將水中的病原菌、雜質、礦物質、微量元素、無機鹽類移除，可作爲純淨無虞的飲用水。但近來有醫學專家陸續指出，由於純水中缺乏維持人體機能運作所需的礦物質及微量元素，因此不建議長期飲用。更何況在科學園區裡，如此純淨的水可是用來清洗晶圓、避免雜質殘留的最佳選擇，試想這樣的水是否眞的是我們所需要的？

②何謂電解水？

早在一九六五年日本厚生省就核准製造電解水生成器，且定位爲醫療器具材，同時也承認它對腸胃疾病的療效。電解水是利用電解方式改變水的pH值及氧化還原電位，並產生鹼性陽離子水及酸性陰離子水。鹼性水通常用於飲用、清洗食物、保健醫療、植物澆灌等用途；酸性水則可作爲收斂水、殺菌、容器清潔等。此外，根據研究報導指出，電解水亦有水分子團較小的特性，對於人體的吸收有一定程度幫助。

但要注意如果家中水源爲地下水，則不適合裝設電解水機，因爲地下水可能含有重金屬等其他污染物質，電解後反而導致飲用水水質更差；另外，家中自來水若爲偏硬水，則要注意極版的結垢問題，記得要定期清理。總之，電解水生成器的好處並非放諸四海皆準的，使用者如何掌握自己體質情況應地置宜、適材適用、趨吉避凶，實有賴更具智慧的抉擇。

③何謂礦泉水？

嚴格來說，符合國家標準的天然礦泉水必須具備純粹從地底湧出，不需人爲加工、濾淨水質，且經化驗證實含

▌貼心小建議▐

很多民眾為了確保家中飲用水的乾淨及安全，都會裝設淨水器來把關。但如果沒有注意淨水器的清潔或定期更換濾心等耗材，小心淨水器反倒成為細菌孳生的溫床，導致飲用水的水質比沒有經過淨水器處理的來的糟，那可真是得不償失。

有豐富天然礦物質，甚至產地必須在一定高度以上，且水源方圓十公里以內不可有水質污染的變因存在，再加上在產地直接包裝與不斷檢驗等的要求。而目前台灣市售一般所謂的礦泉水是指於地表自然湧出或經人工開發，且未受污染的地下礦水，通常含有較爲豐富的礦物質及微量元素，於特定區域所產生的礦泉甚至含有非常少見的稀有元素。

在中古世紀的歐洲，經過岩脈層層焠煉的礦泉水還只是貴族才能飲用的水源。而礦泉水除可作爲一般飲用水外，也有保健理療的特殊功效，當然這都須視水源特性而定。例如：法國薇姿（Vichy）礦泉，除作爲瓶裝礦泉水、化妝品等用途外，也是法國政府認定爲「特殊患者或老年人福利保障條款」的特定休養地點。

④何謂蒸餾水？

蒸餾水是指一般水體經過高溫煮沸後，蒸發所形成的水蒸氣再經冷卻所集結而成。在蒸餾的過程中，水中的雜質、重金屬、汙染物及礦物質等都會被分離，因此水質相當純淨，常被用作實驗用水。

一般來說，醫生都不建議長期飲用ＲＯ水及蒸餾水等純淨水，因水中不含鹽分，可能導致人體電解質失衡；且缺乏人體必需的礦物質及無機鹽類，將可能危害人體健康。

⑤何謂高氧水？

市面上所謂的高氧水也有人稱爲活氧水，顧名思義就是水中含氧量比一般自來水約

2～4 ppm大很多的水，這種水不外是訴求高氧保健的好處，藉由水的載體功能來呈現罷了，現階段在科學論証上有許多爭議。

姑且不論高氧水在健康促進上的效果如何？至少面對市售標榜高氧或活氧水產品時，大家必須認清確認以下四點，才可以更安心飲用。

- 含氧量較高，至少65～70 ppm，有些「濃縮高氧水」其含氧量標榜可達12000～15000ppm，消費者不可不慎。
- 不會在人體內激發自由基的活性。
- 可以保存，保存期限可達兩年。
- 無毒性。

畢竟在自然狀態下，水中氧的溶解性是一定的，正常人體體內血紅蛋白95％以

您不可不知

雖然飲用礦泉水補充水分，也可同時吸收人體所需的礦物質，對於人體健康有一定程度的助益。但值得注意的是，礦泉水多以瓶裝水型態呈現，在這些看似清澈透明的瓶裝水，純淨表象的背後卻有驚人的連鎖污染問題。美國太平洋學院水資源專家計算發現，每公升的進口瓶裝水，平均消耗250毫升的石油。光是美國用於瓶裝水的塑料原料，每年就超過150萬桶石油，相當於10萬輛車的年耗油量。此外，配銷過程中也免不了能源消耗，一罐瓶裝水從工廠到用戶手中，可能已經旅行過半個地球。飲用後的棄置塑料空瓶，高達8成無法有效回收利用而成了垃圾，焚化會產生有毒氣體，掩埋又需要千年時間才能自然分解，這些都是龐大的環境負擔。

上都已和氧結合，大量飲用高氧水會不會使體內多餘的氧產生自由基？還是目前科學非常質疑的地方。其實，水的溶氧量並不等於含氧量，最有利人體健康的水，其氧溶存量應該在每公升 8.0～9.5 毫克間，而且必須是穩定狀態才能稱得上是好水。

⑥何謂臭氧水？

目前市售的臭氧水機，大都是利用高壓放電，將臭氧氣體經由細管引到水中，經反應變成臭氧水輸出供使用。

由於臭氧分子極不穩定，與水反應後會產生高氧化力的氫氧基（OH^-），而氫氧基又容易溶於水，同時提高水的電荷動能並增強水的淨化功能。對一般水體而言，臭氧的殺菌力是傳統加氯消毒的 600～3000 倍。變成消毒殺菌使用無可厚非，但若有人以此號稱爲「高氧水」銷售，那對身體的危害風險很高。

但是臭氧水機的使用，由於臭氧本身不容易溶於水，若機器設計不當，臭氧以曝氣方式釋放造水時，容易引發洩漏而導致空氣中臭氧濃度過高問題，有對人體造成直接傷害的隱憂。

常被標榜可以去除蔬果中殘存的農藥或肉品中的殘留抗生素，甚至改善水質的功效。最好也能夠在使用臭氧水清洗前先掌握被洗物質或其他水裡的成分，否則經由臭氧水處理後的有害副產物對人體健康的危害可能更得不償失。

⑦氫能量水眞的存在嗎？

近年來市場上又出現所謂能將飲用水解離出「活性氫」，以用來減緩生物體內過度氧化的現象。

活性氧的存在已爲科學界證實及公認，而所謂「活性氫」在目前科學界尚未得到證實，其存在只停留在假設階段。從理論上可以簡單說，就是「活性氫」可以中和並除去導致疾病的「活性氧」使水變得無害。更進一步說「活性氫」就是「以原子狀態存在的氫」，它會和導致各種疾病的活性氧發生反應變成水，所以才能平衡掉活性氧的毒性。

畢竟，以原子狀態存在的氫，是無法單獨且穩定持久的存在，在自然界中活性氫必須和某些礦物質巧妙的相結合，才能穩定的存在水中。因此，透過電流解離水得到活性氫的作法，是瞬間過渡的過程，與電解水的道理差不多，若以此就強調並大做文章，又無實際科學上可用來定量檢測證明活性氫的存在，社會大眾就要更小心因應。

⑧何謂海洋深層水？

從陽光無法進入的海洋斜溫層以下所抽汲出來，具低溫、潔淨、熟成、富營養鹽與多元礦物質等特性的海洋深層水，所調製之深層海水包裝飲用水，除了具有天然海洋深層水的優點外，也突顯其含有豐富的礦物質與呈現弱鹼性還原水的特質，可以說是最天然且優質的液態礦脈。

利用深層海水所精煉萃取的礦物質濃縮液（Nigari）可添加於一般飲用水，以補充水中所缺乏的礦物質及微量元素。利用礦物質濃縮液也可調製出各式的機能性飲料，在日本已有許多醫學報導指出，飲用適量的深層海水飲用水，對於動脈硬化及血壓上升具有預防的可能性；相關研究報導也顯示，深層海水飲用水對於胃幽門螺旋桿菌增殖情形有抑制的效果。

2 現代飲水科技的省思

除了前述以結果爲導向的水產品歸類外，目前也有許許多多的飲水科技產品已普及到大部分的家庭。這些產品有的採用簡單的技術單元，也有不少是整合了時下流行的多個技術的成品，不論您採用的設備是屬於哪種技術原理，其實每一個技術單元都有其優點及缺點，只要充分瞭解後使用它或採用它自然可以趨吉避凶發揮效能。

①薄膜過濾

利用薄膜程序（Membrance Process）在淨水處理時，一般會採用到：逆滲透膜（Reverse Osmosis,RO）、奈米濾膜（Nanofiltration,NF）、超濾膜（Ultrafiltration,UF）及微濾膜（Mircofiltration,MF），UF及MF是薄膜處理中運用最廣的技術，其分離機制是利用膜孔大小來篩選可通過的粒子與分子，比薄膜孔徑大的顆粒便會被阻擋於膜面。

薄膜過濾方式一般會依產水水質要求而個案化設計，因此會呈現各種等級的產品組合，價錢上也會產生很大差異。這也是目前可以把水處理到純水或超純水層次的方法。使用本方法必須注意膜本身的效用管理問題，耗用電力與排放濃縮液等因素也必須納入考量。

②離子交換

以離子交換樹脂來交換某些特定離子。常見以食鹽之鈉離子置換水中之鈣和鎂離子，或利用銅鋅合金來去除水中的氯味，或是將銀離子及碘離子交換到水中，來達到殺菌的目的。

使用本法的產品，離子交換樹脂的效能掌握與更新維護，是一項非常重要的課題。如水中有氧化鐵或鐵細菌，離子交換樹脂容易被堵塞，而喪失了軟水的功能。使不純物固著於交換樹脂等有限面積的固體表面，不適用於濃度成分高的水體。

③活性碳吸附

活性碳是煤炭、木炭、骨、椰殼等，在約900℃

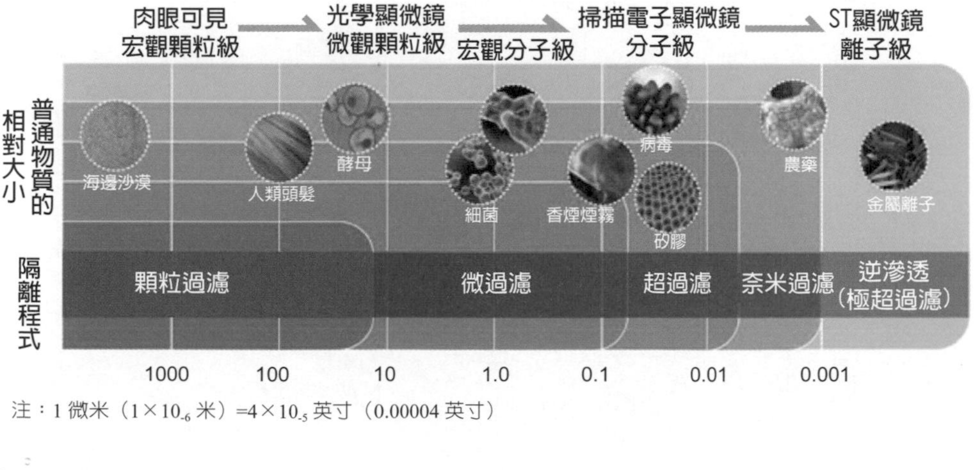

注：1 微米（$1\times10_{-6}$ 米）$=4\times10_{-5}$ 英寸（0.00004 英寸）

蒸燒而形成之多孔性炭。內部有無數 10^{-8} ～ 10^{-10} m的微細孔，對異臭味成分、殘留農藥、界面活性劑等分子量 1500 以下的低分子濃度可以有效吸著。

活性碳層內可能會有微生物的增殖，崩解的碳粉粉末會造成粒子增加，吸附容量有一定限度，要先去除比細孔大的不純物質，所以進水需要前處理。去鉛、銅等重金屬去除效果不佳，也無法去除硝酸鹽、細菌及可溶解礦物質。

④消毒滅菌

消毒的概念該包括：殺菌、除菌與抑菌。三者在產水水質的內涵層次與技術方法上均有所差異。例如：殺菌是利用臭氧、紫外線、加次氯酸鈉、加二氧化氯、氯氣……等方式，達到殺死細菌之目的，但是在產水水質層面上這些菌屍已化成某些蛋白質或雜質，影響到水的內涵。而除菌則利用如中空絲膜等物質，將菌體過濾除去，因此產水水質的內涵就會相對純淨，這種技術方法在釀酒等必須掌握精確水質的產業，就會比較被重視。另外抑菌則是利用奈米科技、光觸媒等來達到抑止菌類滋生的目的，同時間達成消毒的功能。

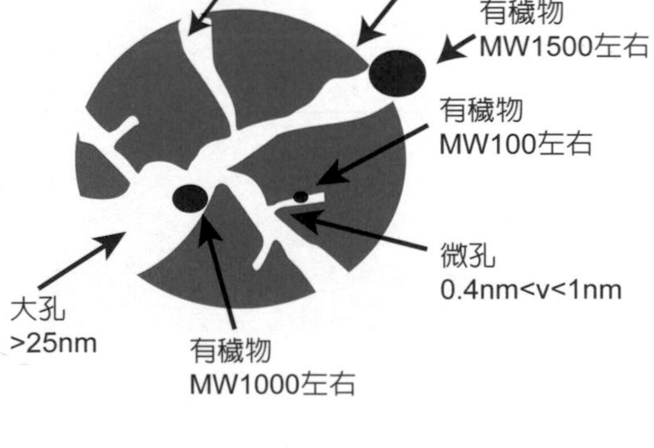

⑤二氧化氯、氯、次氯酸根、臭氧殺菌

氯、次氯酸根與臭氧皆屬強氧化劑，具有極易分解的高活性，對於細菌可使其細胞膜破裂、瞬間死亡；對病毒可使其蛋白質變性或 RNA 露出而喪失活性。

但是水中餘氯（Cl）與有機物發生化學反應形成諸如三氯甲烷、四氯化碳等致癌性化合物，對人體有害。臭氧難溶於水，利用曝氣只有20%的臭氧溶在水裡，其餘都散溢空氣中，會產生氫氧自由基，會破壞身體細胞。水裡細菌或微生物含有胺基酸經過臭氧會產生-亞硝酸（致癌物）。水中餘氯（Cl）或溴（Br），用臭氧消毒，餘氯會和臭氧反應，產生次氯酸根類毒性物質或溴酸鹽致癌物質，所以使用起來不可不慎。

⑥紫外線殺菌

波長 253.7mm 的紫外線，破壞細菌與病毒核酸（DNA）的生命遺傳物質，於分子內產生激烈的化學變化使其無法繁殖。UV 波長、強度、照射時間都是殺菌效果決定因素，因此作爲飲水殺菌必須注意：

- UV 燈管的使用壽命（有效強度會隨時間消退）。
- 使用石英玻璃材料，UVA 透過率才夠高，否則無效。
- 殺菌管道設計需無遮蔽死角。
- 設計流速需限制，照射達到 2 秒以上才能保證殺菌率。

・殺菌後菌屍轉化成蛋白質等仍存在水中，會影響到後續運用產品的甘醇口感等，如高級酒精的製造過程就必須特別注意。應盡快飲用或除去這些有機物，否則又成爲細菌的食物。

⑦**超過濾膜、中空絲膜除菌**

利用0.01mm孔徑等級膜過濾原蟲、細菌、病毒、高分子。但是此膜無法去除可溶解鹽類。接觸水表面積大，需要善加操作、妥善維護，否則膜管內會有微生物的增殖，分解有機汙染，變成更小分子，而通過膜管。

⑧**奈米科技、光觸媒抑菌**

使用奈米銀離子（Ag^{+}）或二氧化鈦（TiO_2）經紫外線的催化產生很強的氧化作用以高度活性氫氧根與有機物結合轉爲二氧化碳和水，亦可滅菌。但是採用此技術必須要有光才能催化反應，飲用水需加裝人工光源並且需要鍍在無機材質固體表面，若有機物會被氧化分解而混入水中。

⑨**電解**

將淨化後的水經過電解，在陰極產出的水會含有較多的氫氧根離子（OH^{-}），一般通稱的「鹼性離子水」。在陽極產生較多氫離子（H^{+}）的水，就是一般所謂的「酸性離子水」。雖然在陽極及陰極會有離子分離之效果，但並不會造成總離子數增加或減少的功能，當然也無法提供一群達平衡態的離子元素。更何況人體不能單純只攝取陽離子或陰離子，所以在日本這種機器通常是定位在醫療經醫師診斷使用的產品。

⑩磁化

美國生物物理學家 Dr. Albert Roy Davis 發現，磁場對所有具有生命的東西都會產生不同之效應。正磁場時通常會帶正電、氧化、酸性化、活化，負磁場時則呈現帶負電、還原、鹼性化，水在磁場的正負極作用下，也呈現不同的生理功效。

但是水不是金屬，其感應電流是非常微弱的，不足以殺死病菌。磁性會使水分子定向排列，暫時增加導電性這對人體好處，尚無定論。磁化沒有證明一定可使水分子團變小。因此一般利用磁化機制的設備，宣傳具

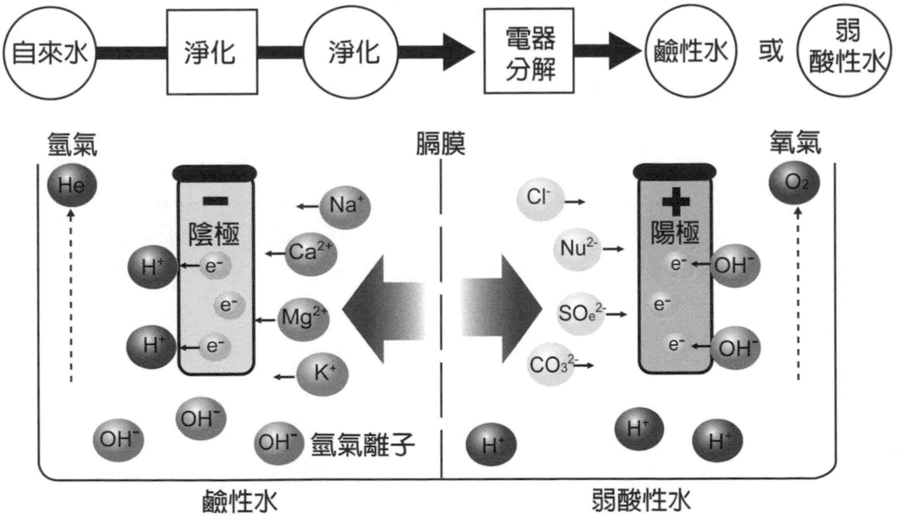

備所謂種種功能時，都非常値得商確，畢竟有磁場不代表有功能，不代表可再現可持久。

⑪能量／波動

利用電氣石的電場、燒結磁石的磁場，使水分子排列定向，使分子團的鏈結斷離，形成較小的分子團。產出所謂六角水、鑽石水、金字塔水，皆因此原理產生，也被一般業界稱之爲活化水。但是電氣石的電場、燒結磁石的磁場強度極小，對水分子的結構改變有限，理論上沒有殺菌力。這樣的立論難以用科學方法驗證，仍停留在信者恆信，不信者恆不信的信仰階段。

⑫高溶氧

是指在機器產水過程中，加上充塡氧的機制技術，一般是利用形成低溫環境狀態，再通過高壓把純氧加入水中的作法。但是在自然狀態下，水中氧溶解性是一定的，正常人體體內血紅蛋白95％以上都己和氧結合，大量飲用富氧水，會不會使體內產生自由基？這是目前科學非常質疑處。何況水的溶氧量並不等於含氧量，最有利於人體健康的水，其氧溶存量應該在每公升8.0～9.5毫克間，而且穩定才能是好水。目前市面上有廠商以「臭氧水」號稱「高氧水」，完全混淆「臭氧」和「含氧」的眞義，消費者應特別小心使用。

⑬礦質化

目前常見的礦質化，主要有利用矽石、麥飯石、磁石、鍶石，及稀土、木魚石、三山高嶺、磁鐵礦、瓷土等多種天然材料，經原料研磨、燒結而成之礦化球，目的在於讓水通過時溶出人體健康所需的鋅、鎂、鈣、鉀、硒、碘、鉬等礦物質和微量元素。

但是經過高溫燒結的各種礦物質在水中的溶解度不一，難以控制即時溶出的質與量。加以礦石經燒結磁化後，能被水即時溶出量極少，處理前後水質變化量不大，甚至無法經水質檢測來證實礦物的存在，幾乎達不到任何調質的效果。另一方面礦化球在長期水流通過或浸泡狀況下，水中表面積大增，增加了生物菌膜生長的空間與機會，若缺乏維護更新受到二次汙染的機會與風險非常高。

有益健康促進的水不可得

1 促進健康這麼難嗎？

生命體與非生命體最大的區別在於生命體具有代謝、遺傳、繁殖、適應等能力。

從人體生理機能的角度來看，生命體的生理需要應可以分爲三個不同的層次：生命的基本維持、生命質量的提升、生命異常的治療。而水對生命三個不同層次的作用，在生命的基本維持上，應該是屬於乾淨與安全的水；在生命質量的提升上，則是除了乾淨安全外，應該還要有促進健康的功能；在生命異常的治療上，則是屬於具備某些特殊功能化的水，並且針對某此疾病有特殊治療作用的水。

以上三者的觀念是不能混爲一談的，水的乾淨安全主要針對水質污染的問題，是屬於與公共

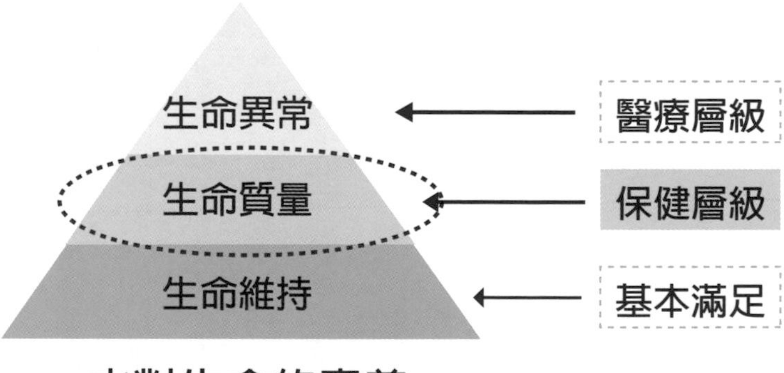

水對生命的意義

衛生有關的共通性課題和層次。健康促進的水，是針對水對人體健康增強與生理功能的增進而言，與醫療級的水同樣是因人而異純屬個人化的課題和層次。水的乾淨安全是健康水的前題之一，但是乾淨安全的水，不等於健康好水。

隨著社會發展和人們生活水準提高，人們不再僅只滿足於飲水的方便、乾淨和安全，更要求水的健康養生。如果說，乾淨安全的水是人們對水的溫飽需求，那麼健康的水則是人們對水的小康需求。

二十世紀，自來水的普及，帶給人們乾淨安全的水；進入二十一世紀，隨著人們生活素質提高，和對健康認識的加強，平常飲水將進入有益健康促進水的時代。

2 乾淨的死水健康嗎？

近幾十年來，人們爲了飲水的乾淨安全，各種淨水科技不斷精益求精日新月異，但是淨水系統畢竟還是以除去水中有毒、有害、有異味的物質爲主，科技進步的過程似乎只呈現在水的純度成果之上，一些完全不含溶質的純水、超純水等的產品，雖然可以達到衛生安全的標準，並且也可滿足部份工業生產製程的用水需求，但對生命體而言它反而是違反進化及自然規律的死水。

居於這樣的發現，如何有效賦予水體能量，直接或間接提高水的生理活性的活化水系統，才日漸被重視。不論採用的能量是磁能、電能、熱能、波能等，其共同的目的就是把飲水的分子團由大分子團變成半幅寬在100以內的小分子團水，來增強水的生理活性。前述兩系統，不論單獨存在，或進一步合併應用，它終究還是達到生活中所必須之乾淨與活化的衛生安全基本需求而已。

當生活飲水，考量到水源的污染、微污染，甚至二次污染的影響，各種自衛的抉擇勢所難免；先進淨水系統不管三七二十一，將有害有益的物質一概處理乾淨後，如何仿生呈現自然界所賦予天然水體內涵對人體有益的物質，便成爲人類追求健康飲水最重要的課題，這樣一個調質系統的創新，在乾淨活化的基礎上，可以調節水的各種硬度、酸鹼值，甚至口感或個人健康需要的成分，就是人們可以積極主動追求健康促進水的關鍵挑戰。

滿足因人而異的水不可及

人體健康首重生理平衡，包括人體的營養平衡、酸鹼平衡、電解質平衡等，其中保持人體每天水的平衡也非常重要。

人體每天依靠飲水和飲食獲得水分，也通過人體內各種排泄將多餘的水分排出。在正常的情況下，人體每天所攝入的水分和排出的水分基本相等，這就是水在人體內的動態平衡。

1 您喝的水足夠嗎？

人體平均每日攝入的水有20～50%來自食物，其餘75～80%則來自水或飲料。二〇〇四年美國食品和營養委員會已建立了水飲食的參考攝入量建議；分別是〇～六個月嬰兒的每天0.7公升，七～十二月嬰兒的每天0.8公升，1～3歲兒童的每天1.3公升，4～8歲兒童的每天1.4公升，9～13歲男性的每天2.4公升，14～18歲男性的每天3.3公升，19歲以上男性的每天3.7公升，9～13歲女性的每天2.1公升，14～18歲女性的每天2.3公升，19歲以後女性每天約2.7公升，14～50歲間的妊娠婦每天約3公升，14～50歲間的哺乳婦女每天約3.8公升（請參照P144頁圖表）。由此可以看出男性的水需要量高於女性，而由青少年到成年不論男女性間歇用水的需要量會相差約1公升。

嬰幼兒時期是人一生中生長速度最快、新陳代謝最旺盛的階段，生成發育的好壞影響人一生的健康；該階段每日飲水數量、質量與方式，都直接關係到嬰幼兒的體質和健康。

根據世界衛生組織（WHO）的水平衡研究數據顯示，體重5公斤的嬰兒每天需要0.75公升的水，10公斤的嬰兒每天需要一公升的水；嬰兒出生後一個月與六～十二個月時比較，水攝入量增加了1倍；而在2～9歲的兒童少年期水攝入量儘增加5～10%。

2 不同年齡層喝的水都不一樣

◆嬰兒

以單位體重計算，嬰兒的液體交換率是成人的8倍，代謝率是成人的2倍。

新生兒的腎臟尚未發育成熟，在排泄溶質和垂體分泌抗利尿激素、加壓素的能力有限；因此嬰兒無法充分濃縮尿液以保持身體的電解質平衡，也就更容易發生體液和電解質失衡，所以對攝取飲水中的礦物質及微量元素就更凸顯其重要。

◆兒童或青少年

兒童或青少年的體重有70%以上是水分，若按照體重與水量的比例，加上每天每公斤體重的失水量遠大於中年老人，兒童與青少年每天的飲水量應比成年人還多。

例如一個學生在室外活動時，一天的飲水量要保證在4公升以上，相當於成年人的飲水量；水中礦物質離子的含量相對也會比成年人高，以確保體內的電解質平衡。也因爲如此，一般運動員在一次大強度的運動中，可能失汗高達2,000～7,000毫升，若不即時的補充水分尤其是含有礦物質的溶液，就常會引起脫水、體內環境失調和運動能力受損等的傷害。

◆孕婦

人類的懷孕期約280天，孕婦在妊娠期間，需要大量的營養素提供母體和胎兒組織的生成和代謝。整個妊娠期間，母體的代謝很旺盛，所以要保證每天的飲水量以防止脫水，此時對礦物質及微量元素的攝入也要適量增加。

尤其懷孕期間之礦物質及微量元素攝取不足，容易導致乳汁不足，或胎兒的種種不適。因此須特別注意，若懷孕期因爲飲水而造成礦物質與微量元素在體內的蓄積不足，會影響對胎兒的供給，並引起孕婦體內礦物質缺乏的種種後遺症。

◆老年人

由於人的衰老過程就是一個人體的脫水過程，所以一般年紀大的長者，常是處於人體水循環容量不足的邊緣狀態，尤其是肥胖者更是如此。

老年人一旦身體出現水、鈉的丟失，就容易發生休克；另外，老年人的排尿功能降低，特別是患有慢性心、腎疾病的老年人，對額外的水分負荷耐受力更差，些微的影響變化就可能引起老年人的水和電解質的紊亂。

老年人身體的某些部位因爲自然的退化現象，感覺器官的敏感度降低是明顯的徵狀，其中包括口渴的感覺下降，會直接影響水的攝取和電解質的補充。而泌尿系統的變化則是腎功能下降30％，其中腎小球濾過率、腎血流量40歲後每年會遞減1％，導致少尿；

美國食品和營養委員會推薦的水攝取量

（單位：公升 / 天）

嬰兒	0 ～ 6 個月	0.7
	7 ～ 12 個月	0.8
兒童	1 ～ 3 歲	1.3
	4 ～ 8 歲	1.4
男性	9 ～ 13 歲	2.4
	14 ～ 18 歲	3.3
	19 歲以後	3.7
女性	9 ～ 13 歲	2.1
	14 ～ 18 歲	2.3
	19 歲以後	2.7
妊娠	14 ～ 50 歲	3.0
哺乳	14 ～ 50 歲	3.8

※ 人平均每日攝入的水與個人體重有很大關係，其中 20% ～ 50% 來自食物，其餘 75% ～ 80% 來自飲水或飲料。

當尿的稀釋和濃縮功能降低，使水和電解質的排泄增加，飲水不足時就會發生脫水與酸中毒，及腎的代謝功能降低的症狀。

另外，血液循環的變化，諸如心臟輸出血液量比年輕人降低30～40％，體內血管血流量明顯減少18％，血在體內循環時間加長了。又如內分泌系統的變化，腎素、血管緊張素之醛固酮分泌下降，抗利尿激素等的分泌增加等，都是人身體自然老化的情形所導致。所以老人的飲水，除了水量的補充與電解質的平衡外，可以說是一種保持健康抗衰老的最基本簡單，但卻也是最重要的方法。

第六章

怎樣做到因人而異 量身訂做健康好水

談了這麼多各式各樣的水與水處理技術單元，大家可能會很好奇的想知道我家到底喝什麼水呢？不瞞大家老實說，我與大部分的都會區家庭都一樣，爲了確保乾淨與衛生，家中都裝了整套的濾水設備，這當然包含了多段的過濾及逆滲透的功能。

在一次偶然的機會裡，太太從一群媽媽好友間得知，逆滲透的純水不利人體健康的訊息後，便改以20公升水桶在家裡附近的一個賣水站提水，這個號稱經由珊瑚砂處理富含鈣質的優質水，便成爲我家煮飯燒菜及飲用的主要水源。

喝這種水花錢事小，重要的是爲了這口水，一個女人家三天兩頭，不論颳風下雨都必須開著車子一桶一桶搬上搬下大費周章，眞是於心不忍。有一天我終於按奈不住，自認爲很理性地解析了加水站的問題點及水質的隱憂，沒想到太太對我的嘮叨怒嗆著說：「你這麼厲害！這麼行！這麼懂！你就做一個健康好水給我呀！」當下我眞的啞然無言，慚愧之餘，心中一遍又一遍的「把它做出來啊！」的吶喊，卻久久不能平復。

一直到幾年後，因公考察日本的深層海水產業發展情勢，過程中發現深層海水的礦物質濃縮液在飲料、食品、保養品等方面的廣泛應用，回到國內進一步調查了幾家著名的有機商店，更證實了不論是來自表層海洋或深層海洋，甚至是陸域性的鹽湖的鹽鹵水，早就是追求有機養生生活者的最佳礦物質補充劑。

於是日後一段時間喝水時滴幾滴（礦物質濃縮液）便成爲新一種甜蜜的負擔。在與日本深層海水界的多年交往後，有一次陪同素有日本深層海水之父之稱的高橋正征教授前往台灣花東考察，途中談及深層海水礦物質濃縮液的好處與妙用時，高橋教授特別提醒在日本因爲女孩子爲了瘦身減肥，致使過量使用含高鎂成分的濃縮液，而導致其他不良後果的案例。所以說，深層海水礦物質濃縮液雖然是好東西，但是也不能毫無節制的亂用。

鑑於上述兩則的實際經歷，當我決定把它做出來時，如何讓我們要的好處突顯，壞處卻可以避免，這種透過智慧計算可以爲每一個人量身訂做健康好水的平台，就在我心裡建構初步的雛形。有了這樣的平台不論何時何地或任何人，透過科技力追求仿生與自然的健康好水才可以被實現。

1 只有乾淨的水無法滿足健康促進

「乾淨」這項衛生無污染的要求，除了最基本的安全門檻之外，隨人類生活水準提高與科技的發達，如何定義「乾淨」就會因地制宜與時俱進的。

當人類生活水準提高到超越了「乾淨」的需求滿足後，接下來我們會關心的喝水議題會是什麼呢？眞的乾淨嗎？口感如何，好喝嗎？這樣的水對身體健康有益嗎？它適合我嗎？……這些生活上「需要」與「想要」的被滿足，在現實社會的消費市場上就造成了「科技創新」與「跨大宣傳」無止境的戰爭。感覺上，穿鑿附會、似是而非、誇大作假，甚至抹黑中傷的商業廣宣作爲，遠比透過創新研發崇尚科學的務實作法，對社會大眾在喝水價值的判斷影響上來得廣大且深遠許多。

2 利用智慧科技整合天然調質的新概念

健康好水，乾淨無污染是最起碼的條件；如果水的硬度能適中且含有均衡礦物質，水的酸鹼值（pH）在中性或稍稍偏鹼性，水分子團也可以小一些有利水的滲透性，氧化還原電位（ORP）不能太高，以呈現出較低的還原性較好，若水中能再溶入些適量的氧或二氧化碳則最理想不過。

問題是這樣的好水，在自然界中除了存在世界上少數幾個著名的長壽村之外，已不容易輕易取得。因此，生活在現代文明大都會裡的人們，爲了追求日常生活中能喝到健康好水，惟有仰賴人類高度智慧的發展，與日新月異水科技的協助及創新才有機會達成。再現健康好水的抉擇與行動，已演變爲智慧化喝水的挑戰。如何整合並發揮水科技在「淨化」與「活化」的功能，並適時發現符合健康好水的「調質」要素材料及條件，透過生技知識與IT技術的結合建構，利用人工智慧化的雙向溝通機制來有效達到即時處理個別化因人而異的健康促進判釋功能，與追求不同口感的美味需求，

喝水智慧的演進趨勢

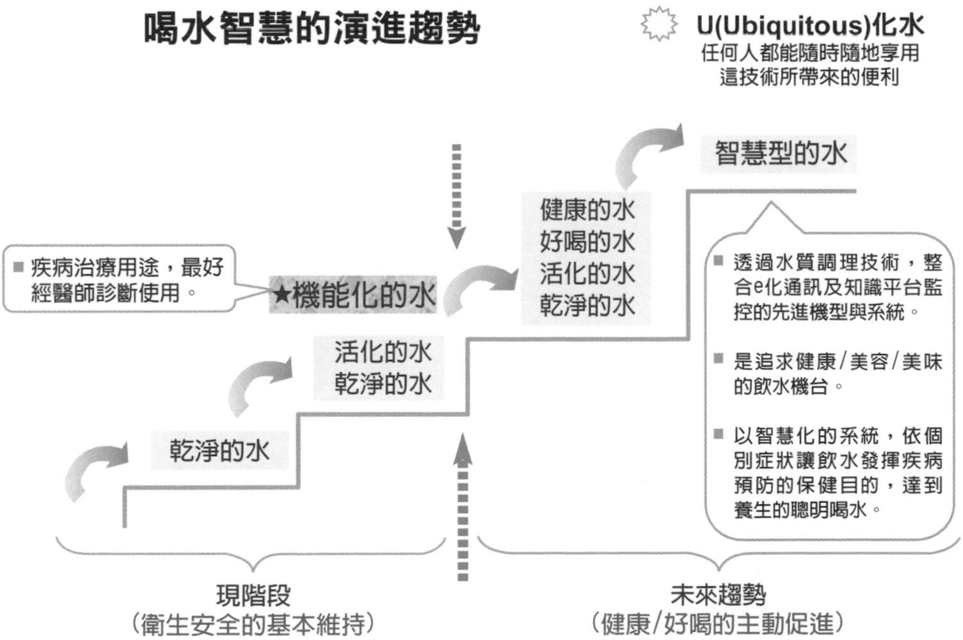

U(Ubiquitous)化水
任何人都能隨時隨地享用
這技術所帶來的便利
智慧型的水
健康的水
好喝的水
活化的水
乾淨的水
■ 疾病治療用途，最好經醫師診斷使用。
★機能化的水
活化的水
乾淨的水
乾淨的水
■ 透過水質調理技術，整合e化通訊及知識平台監控的先進機型與系統。
■ 是追求健康/美容/美味的飲水機台。
■ 以智慧化的系統，依個別症狀讓飲水發揮疾病預防的保健目的，達到養生的聰明喝水。
現階段
（衛生安全的基本維持）
未來趨勢
（健康/好喝的主動促進）

若能順利創新綜整上述各項功能、材料與機制，並能兼顧「調質」要素的天然與平衡性，達成再現健康好水的目的，利用智慧化喝水手段近乎實現。

因此，要告訴大家什麼是聰明喝水，自然有其難度與挑戰。最簡單的說，聰明喝水就是要喝到既「乾淨」又「好喝」又可以促進「健康」的水。但是在現實大環境的約制下，這個定義幾乎無法被實現，惟有透過科技文明的協助，讓智慧化高科技運用發揮於和人類每天息息相關的喝水一事上，才可以達到聰明喝水的理想。也就是說聰明喝水自己不用傷腦筋，只要交給智慧化整水設備就可輕易達成，什麼是聰明，就是選擇最簡單的途徑達成一樣的目的，才是眞正的聰明不是嗎？

聰明喝水的智慧化關鍵

當大家把聰明喝水的抉擇交由智慧化喝水來代勞時，智慧化喝水應該具備那些條件就顯得格外重要。關鍵之一、水科技之淨水、活水與調質功能技術的創新應用；關鍵之二、取自天然的調質材料其內涵要素的天然平衡和可操控性；關鍵之三、強調人機互動的可溝通式人工智慧機制建構。

現代水科技在淨化水及活化水方面的功能，應該已達到非常成熟的階段，一般要求「乾淨」是指衛生無污染，這是一個屬於公共衛生領域的安全層次的需求，在政府各相關法令的要求下，只要符合各項水質標準，乾淨的基本滿足就可以被實現。

另外，調質機能則是比較不成熟的空間，調質技術的各項發展關鍵決定於調質材料的各種特性，尤其是要面對「好喝」與「健康」，這種屬於個人感受及因人而異的個別化狀況，這種私領域層次的個別化需求，基本上很難有一致或絕對的溶質標準可言。所以調質技術的功能只是智慧喝水最起碼的基本工具，對調質材料特質的瞭解與掌控程度，才是決定調質是否可以滿足需求的關鍵點。

1 好喝水的指標（OI）

在基本乾淨無虞的前提下，什麼「水」對什麼「人」是「好喝」的？

日本厚生省曾在一九八五年委託專家學者成立「美味的水研究會」，發表了好喝的水的參考水質，如下表所示，其中規範了水中的總溶解固體（TDS）濃度需在30～200mg/L之間，硬度在10～100mg/L之間，這個硬度區間算是軟水，游離碳酸根濃度需在3～30 mg/L之間，上述三個水質項目規範也證明了水中含有微量成分會增添水的口感，並非純水最好喝；其他如餘氯，臭氣等令人不愉快之氣味則濃度愈低愈好，至少要低於其建議值。此外，水溫也影響了水的口感，這份文獻認爲水溫在20℃以下可以增添水的口感。

好喝水的條件與台、日飲水標準比較

水質項目	好喝的水條件	日本自來水質標準	台灣飲用水質標準	備註
總溶解固體（TDS）	30～200mg/L	500mg/L 以下	500mg/L 以下	主要為礦物質，含量過高會有苦澀味，適量則產生甜味。
硬度	10～100mg/L	300mg/L 以下	300mg/L 以下	多指礦物質中的鈣、鎂，濃度過高會有苦味，苦味大部分是由鎂所產生，喝慣軟水的人會不喜歡喝硬水。
游離碳酸根	3～30mg/L	無標準	無標準	含量過高有刺激性
COD	3mg/L 以下	10mg/L 以下	無標準	有機物的表示方法，含量過高會有澀味，並消耗餘氯導致加氯量提高，影響口感。
臭氧	3 以下	無特殊規定	3 以下	引起不快感
餘氯	0.4mg/L 以下	0.1mg/L 以上	0.2～1.0mg/L	引起臭味及口感不佳
水溫	最高 20℃以下	無標準	無標準	夏天的水溫較高，口感不佳，水溫低喝起來較可口。

參考文獻：
1 橋本獎（1989）健康な飲料水とおいしい飲料水の水質評價とその応用に關する研究
2 1985 年の厚生省「おいしい水研究會」，" おいしい水の要件 "

決定水的口感的因子很複雜，綜合文獻資料記載，包括水溫、pH值、氧化還原電位（ORP）、礦物質的種類與濃度、氣味、溶解氣體、水分子團大小等因子都會影響水的口感。

根據日本的研究文獻，主要影響因子包括鈣（Ca）、鉀（K）、二氧化矽（SiO_2）、鎂（Mg）、硫酸根（SO_4^{-2}），基本上，微量的鈣、鉀、二氧化矽會使水有甘甜味，而微量硫酸鎂則會使水呈現苦味，但這五種離子如果比例恰當，可使水變得好喝。根據上述原則該文獻訂出了「好喝的水」的判斷指標，以OI（Oishi Index）表示，其計算式如左所示：

■ 好喝的水指標 ■

$$(OI) = ([Ca^{+2}] + [K^{+}] + [SiO_2])/([Mg^{+2}] + [SO_4^{-2}])>2$$

亦即鈣，鉀，二氧化矽三種離子的濃度總和爲鎂及硫酸根濃度總和的二倍以上，即可能是好喝的水。如果儘可能做到上述指標的要求，相信最起碼的好喝口感應該可以得到基本的滿足。

2 健康水的指標（KI）

至於什麼「水」對什麼「人」是最健康也最適合？這是一個超越現今人類科學知識可以具體解答的問題。「水」的科學是高深奧秘的，「人」體機轉更是複雜且千變萬化的；

如何有效綜整水對人體健康的諸多知識智慧，用簡單扼要的計算式或標準來表現，幾乎是不可能的任務。儘管獲得一九八九年日本橋本獎的「健康な飲料水とおいしい飲料水の水質評價とその応用に関する研究（健康飲水與美味飲水的水質評價和應用研究）」中，也指出健康水質的主要指標爲鈣與鈉的濃度關係，根據該研究訂出了「健康的水」的判斷指標，以KI（Kencon Index）表示，其計算式如左所示：

健康的水指標

(KI) = [Ca^{+2}] – 0.87 [Na^{+}] > 5.2 ppm

亦即是鈣離子濃度減去鈉離子濃度的87%後，至少要大於5.2 ppm，就符合一般大眾最基本的健康水質要求。這與追求健康呼應考慮個人身體特性及機轉的個別化差異化滿足尚有很大差距，但是卻不失爲一個值得參斟的調質閥值。

3 從海洋找到答案

從前述OI或KI的計算指標內涵中，不難發現礦物質離子的平衡存在，是達成水「好喝」與「健康」的最關鍵因素，所以找到一個最天然、最安全、最環保的礦物質素材，才能滿足調理「好喝」及「健康」水質的需求，這一點從海洋深層水的特性中我們找到了答案。

海洋是生命的發源地，就像是母親的子宮孕育著無數的生命，在數千萬年後，我們的體內還保留著海洋的痕跡。Rachel L. Carson 在《The Sea Around Us》中寫到「我們的生命，起始於母親子宮內的迷你海洋」，我們的血液和海水一樣帶有鹹味，甚至連礦物質元素比例都與海水相近。

人體的組織液裡含有各種礦物質，其組成比例與海水非常類似，這暗示著海水與生物體有著密不可分的關係，是人體攝取均衡礦物質的重要來源。科學家推論遠古時期生命是起源於海洋，而所有生命結束後經過久遠歲月沖刷，最終也是回到海洋。因此海水容納了遠古至今所有生物與無生物所留下的軌跡。不幸的是這當然也包括近代人類文明所產生的污染。

所幸近代人類所留下的污染軌跡大多尙停留在二百公尺以上的表層海水，而二百公尺以下的中、深層海水還保留著遠古純淨，無近代工業所產生之微污染，同時富含大量平衡穩定的礦物質與其他生物所需的資源。

4 源自天然的健康／美味水基

由乾淨的海水來提煉身體所需的均衡礦物質，與人造的礦物質補充劑最大的差異是海水是一個天然的礦物質平衡劑，其組成與人體體液相近；尤其是深層海水，它具有潔淨的、天然的、多元的、熟成的各種特質。

由海水所提煉的礦物質濃縮液是自然界賜給人類珍貴的禮物，可以作爲天然的礦物質補充劑，更可以利用其富含各種均衡礦物質的特色來製作各種產品，比如化妝保養品、食品添加營養劑、促進啤酒發酵及風味等等。

如何在提煉礦物質濃縮液的過程中不破壞天然的礦物質平衡，又能保留有益的礦物質並去除有害與過多的成分，例如容易因沉澱而被除去的鈣離子，或者是不易去除過高的硫酸根離子，或者是本來在海水中含量大，但對人體健康卻影響很大的鈉離子等，則是目前深層海水礦物質濃縮液製作上，需要特別留意的地方。

以此爲基礎，再朝前述OI與KI的成分內涵去調整，在講求採用天然素材的原則下，儘可能保留多元礦物質與微量元素的自然平衡，且達到可以滿足並超越OI與KI指標的調理水質材料，在此我們就直接簡稱它們爲「健康」水基（KI water base）與「美味」水基（OI water base）。

不論健康水基或美味水基都是屬於高度濃縮倍率的天然平衡礦物質補充劑，其中富含各類離子成分，當然在自然平衡狀態下也包括了部分重金屬成分，惟這些重金屬成分皆遠低於衛生及環保單位所公佈的飲用水水質標準上限，基本上是無害的，對人體機轉而言適量反而是有益的。更何況在實際調理水質的運用中，皆須經過上百倍以上的稀釋，因此絕對可遠低於飲用水水質標準之上限，可以安心使用沒有問題。

利用健康水基調製不同硬度水的 KI 值

水樣 / 項目	Na^+ (ppm)	K^+ (ppm)	Ca^{+2} (ppm)	Mg^{+2} (ppm)	SiO_2 (ppm)	SO_4^{-2} (ppm)	硬度 asCaCO3	健康的水指標（KI）>5.2
健康水基	1900	350	3900	12400	40	900	60590	2247
硬度150	4.7	0.9	9.7	30.7	0.1	2.2	150	5.6
硬度300	9.4	1.7	19.3	61.4	0.2	4.5	300	11.1
硬度500	15.7	2.9	32.2	102.3	0.3	7.4	500	18.5
硬度750	23.5	4.3	48.3	153.5	0.5	11.1	750	27.8
硬度1000	31.4	5.8	64.4	204.7	0.7	14.9	1000	37.1
硬度1500	47.0	8.7	96.6	307.0	1.0	22.3	1500	55.6

利用健康水基與目前市售深層海水礦物質濃縮液調製礦泉水的 KI 值比較

產地	品牌	Na^{+} (mg/L)	K^{+} (mg/L)	Ca^{+2} (mg/L)	Mg^{+2} (mg/L)	SO_4^{-2} (mg/L)	硬度 as $CaCO_3$ (mg/L)	健康的水指標（KI）>5.2
台灣	健康水基	4.7	0.9	9.7	30.7	2.2	150	5.6
台灣	Y 公司	17.5	8.2	0.23	36.4		150	-15.0
	K 公司	3.3	5.5	0.02	36.6	22.3	150	-2.8
	S 中心	78.2	12.9	0.24	36.4	57.9	150	-67.8
日本	純にがり	5.0	9.6	0.01	36.6	44.0	150	-4.3
	海洋深層精純液（沖繩久米島）	9.4	5.8	0.01	36.6	27.2	150	-8.2
	無○良品（高知室戶 374m nigari）	28.4	10.1	0.08	36.5	46.5	150	-24.6
澳洲	純淨元素海洋礦物質（琉○光）	7.8	10.1	0.02	36.6	17.9	150	-6.8

註：利用健康水基與目前市售深層海水礦物質濃縮液調製同樣硬度 150ppm 之礦泉水水質比較

利用美味水基調製好喝水與市售礦泉水 OI 值比較

品牌／成分	Na^{+} (ppm)	K^{+} (ppm)	Ca^{+2} (ppm)	Mg^{+2} (ppm)	SiO_2 (ppm)	SO_4^{-2} (ppm)	硬度 as $CaCO_3$ (mg/L)	好喝的水指標（OI）>2
美味水基	910	230	3812	1345	61.9	400	15044.5	2.35
好喝水（清淡）	2.4	0.6	10.1	3.6	0.2	1.1	40.0	2.35
好喝水（甘醇）	3.0	0.8	12.7	4.5	0.2	1.3	50.0	2.35
法國 Evian	7	0	80	26	15	13	306.6	2.44
FIJI（斐濟天然深層礦物水）		0	17	13	182.1		95.8	15.32
法國富維克	11.6	6.2	11.5	8	0	8.1	61.55	1.10
法國沛綠雅	11.5		149	7	0	42	401.2	3.04
法國伊莎貝爾	12.9	0.4		2	5	5	8.2	0.77
蘇格蘭高地純淨天然礦泉水	6	0.6	35	8.5	0	0	122.35	4.19
海洋深層水	18.6	17.2	17.8	50	0	0	249.5	0.70

註：市售礦泉水之礦物質含量直接採用瓶身標示內容

利用美味水基調製水與市售礦泉水礦物質成分比例比較圖

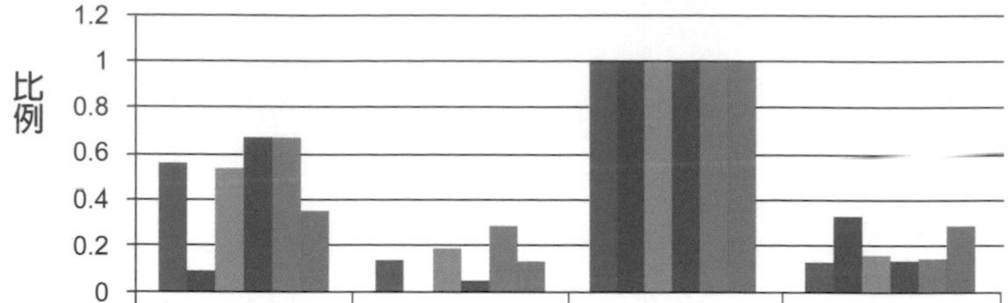

礦泉水品牌	Na	K	Ca	Mg
■美味水基調製水	0.56	0.14	1	0.13
■法國Evian	0.09	0	1	0.33
■あづみ野湧水	0.54	0.19	1	0.16
■澳長良川高賀の森水	0.67	0.05	1	0.14
■サソトリー南アルプスの天然水	0.67	0.29	1	0.15
■ホワイトゲルマウォーター	0.35	0.13	1	0.29

5 智慧化喝水的科技力建構

為因應「好喝」與「健康」等因人而異的客製化需求，訴求智慧化喝水的過程，採用新世代人工智慧的高科技，已勢所難免。

為解決某些特定目的工作，強調可以互動溝通且自我學習，甚至進行必要的自動化演算，等知識模式的發展與建構，自然成為做到聰明喝水的智慧化重要關鍵。

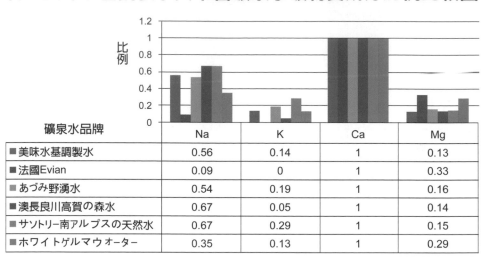

智慧化的過程，首先必須透過蒐集與研析國內外有關好水特性的相關研究報告與書藉、文章等資料，將和人體機轉有關，與「健康」及「好喝」等方面的成果發現，經加以擷錄、分析、判釋、歸納成有用資訊，再將其建構成一個可供檢索與查詢的內建知識庫。

使用者則可依目的需要的不同，因人、因地、因時、因水、因功能等，在雙向溝通的介面上輸入相關之必要參數。經過人工智慧專家系統的自動演算後，輸出訊息啓動精密操作的水質調整機制，精確達成輸入訊息個案所要求的「健康」或「好喝」水的產出。

因爲可以因人，所以克服了每個人在性別、年齡、體質及身體狀況與飲食習慣等的差異；因爲可以因地，所以可以模擬知識庫中已建構之世界各地名泉水質；因爲可以因功能，所以可以調理適合飲用、泡茶、泡咖啡、調酒，或供中式或西式烹飪，或供發酵促進等不同功能目的的水質。

當知識庫中的知識內涵愈豐富愈精確時，人工智慧的專家系統就可更多元更靈活，也就是智慧化愈高，我們就更容易做到更聰明的喝水。

設定者操作流程圖

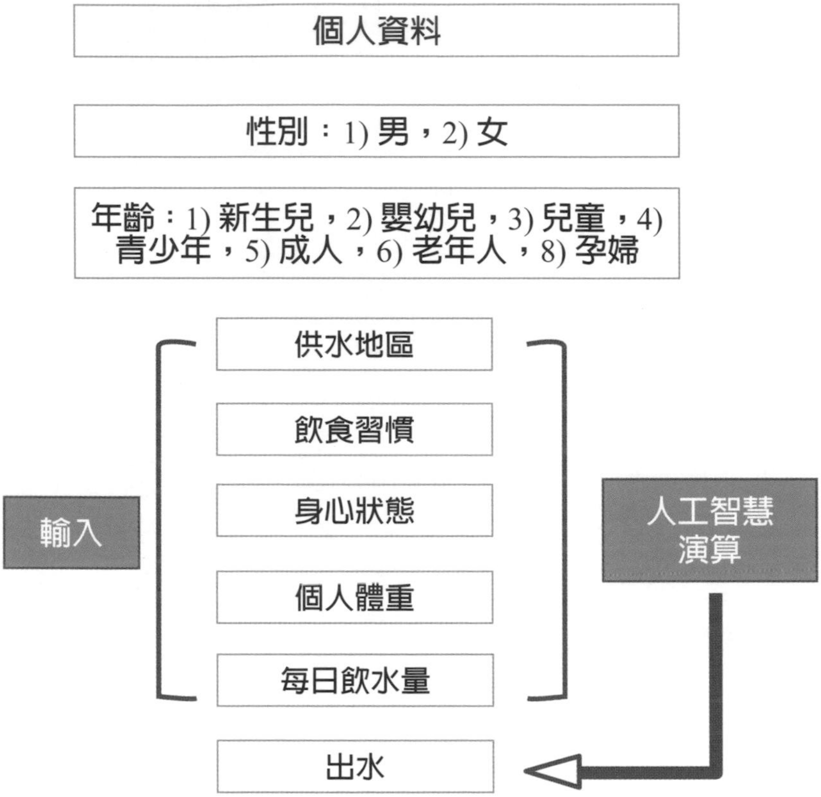

飲用水量超過設定每日飲水量時，停止供應礦物質，並自動切換至經淨化的水或其他配方飲用水。

聰明喝水的五大特色

當人們利用科技文明的協助，透過智慧化高科技的運用，來解決人類每天息息相關的喝水問題。在做到聰明喝水的當下，這個幫助人們克服現實大環境約制，實現聰明喝水的智慧化整水設備，理應具備以下的幾項特色，茲分述如後：

1 在任何地方都可重現再造健康好水

不論各地區所能提供背景水質的差異爲何，在經過適當淨水處理程序的結合後，都可以調製出符合健康促進與美味可口的水。例如：透過美味水基（OI）的調理，就可以製造出多種接近市售知名礦水同樣礦物質離子內涵的美味好喝水。

利用健康水基（KI）的調理，就可以製造出多種不同硬度、不同口感，但都符合（KI）＞5.2 ppm 要求的各種健康水。當然更可以透過人機介面的輸入操作，調整出個人當下有益健康促進的水。

2 可以量身調製回應因人而異的需求

前文已闡明「健康」與「美味」基本上是非常個人化會因人而異的課題，一般水處理設備，能將水處理「乾淨」，並確保它的衛生安全已屬上乘，一部聰明喝水的設備就應該具備可以回應個人化需求的量身訂製功能。

例如：透過智慧化的人機互動功能，將人們各種年齡層、各種性別、各種體質與身體狀況、各種不同飲食習慣等等的參數輸入，根據知識庫中的經驗智慧，經由人工智慧的自動演算，調製出符合每個人個別特殊的健康水。

3 「健康」、「美味」一機多功能

在智慧化的知識庫建構過程中，將與人體健康有關的國內外資訊，及美味口感判別的相關研究發現，蒐羅歸納並加以專家系統化。

在回應使用者的需求時，可以迅速依所接受到的訊息自動演算，調製出各式各樣不同的「健康」水與「美味」水。例如：各種不同硬度及功能的健康水，或是因人而異的健康水，或是因水中不同離子濃度所呈現出輕淡口味的美味水，還是甘醇口味的美味水等等。

4 採用天然平衡的礦物質調理有益身體吸收

一般水質調理多採用固體礦物質，常遇到溶出效率不彰，且無法達到離子態，又無法計量精密操控的問題。加上生產製造這些礦物質的過程中，無形的污染，與原來自然平衡伴生的其他礦物質或微量元素被破壞殆盡，單純的元素或特定化合物對水質調理，在「健康」與「美味」上的貢獻是非常有限的。

如果能在自然界中找到一種礦物質及微量元素的綜合劑，它不但是已達到天然平衡的狀況，更可以是水溶性離子態的呈現，以這樣的調質材料來進行調理操作，才是最符合人們需求的。深層海水就是這樣的寶藏，利用深層海水精煉製造的健康水基（KI）與美味水基（OI），就是結合了大自然的恩賜與科技創新的產物。它是決定人們能否做到聰明喝水的關鍵。

5 環保安全又經濟實惠，大家一起愛地球

二〇〇七年七月，日本東京醫科齒科大學名譽教授也是人間總合科學大學教授，日本著名的微生物及免疫學專家藤田紘一郎博士，繼前一本暢銷書《大便書（小知堂出版）》之後，又推出號稱是水文獻的終結版的新作《ミネラルウオーターの處方箋（礦泉水的處方籤）》，簡單的說就是「礦泉水才是最好的藥」。主要內容強調水是藥，但礦泉水才是最好的藥！他主張爲了改善人體內環境，祛病、養生、美容養顏到健康促進都要喝礦泉水！這著作暢銷突破 170 萬冊，不但已有多國的翻譯版，也高居日本亞馬遜網路書店飲食類書藉排名第一名多時。

幾乎同時在二〇〇八年美國自由撰稿作家伊莉莎白・羅緹（Elzabeth Royte）也出版了《Bottlemanid: How Water Went on Sale and Why We Bought It》一書，台灣的商周出版

將它簡譯爲《別喝瓶裝水》。這本書得到美國娛樂週刊「二〇〇八年非讀不可的十大非文學類好書」，與美國《SEED》雜誌「二〇〇八年讓人讚嘆的好書」，《豐富》雜誌「二〇〇八年十大綠色好書」等的佳評。

紐約時報的書評指出，該書充滿了幽默與自我反省，作者進行了人人都該一探的旅程；波士頓環球報更以作者是當今具有進步思想的揭發者來評述；舊金山紀事報則提出本書在對飲水有所質疑的今天，值得大家仔細讀。

反思一下，台灣每人每年喝掉近50瓶的瓶裝水，用掉的寶特瓶超過11億支，可繞行地球近6圈半。而全球瓶裝水市場年總值600億美元，用水量超過1億5,000萬噸；加上每生產一個一公升裝的保特瓶，就要用掉17.5公升的水，每生產4瓶水就要耗掉一瓶石油，所排放的二氧化碳更是超乎您我的想像。

這尚不包括在取用天然礦泉水的過程中，是否已衝擊到水源地的環境與生態；更不用說每個人是否能確認瓶子裡裝的究竟是井水？地下水？還是自來水？甚至是您所喝到的水，除了水之外，還有些什麼東西呢？

在大家都想喝到如天然礦泉水一般富含均衡礦物質離子與微量元素的好水時，天然礦泉水當然是最佳抉擇，但是相對的小瓶器包裝、長途運送，與價格不便宜等的問題就接踵而至。在如何減少瓶器包裝的使用，減少長途運輸的碳排放，而一樣享受比擬世界各地頂級礦泉水的優渥水質滋潤，且並在成本經濟的開銷上，又是具有相對性比較優勢的實惠，只有靠聰明喝水的智慧化造水過程來達成，這樣不是既可享用到健康美味的好水，也實踐並落實了環保減碳的普世價值。

後記

水有千萬個面象

越平常的事物越容易被人所忽略，「水」給人的印象是簡單、平常、易見。但是「水」看似簡單，卻透露著複雜；看似平常，卻又蘊涵著深奧。自古以來，人類對水的認識和探索從未停止過，雖然目前人類對水的認知依然很少、很淺，但認知的過程轉變卻可以說非常之大。

我覺得以「水有千萬個面象」來形容研究水觀察水的心境一點都不爲過，基本上從科學角度來探討水，目前可分四個層面，其一、宇宙觀：以研究地球之外其他星球之水，爲探索宇宙生命起源及人類未來爲主要課題。其二、宏觀：以研究地球上水圈中存在的水，其活動規律和開發利用，這是目前人類對水認識的主戰場。其三、微觀：以研究水分子團的結構、性質與功能，此部份已開始引起人類興趣，但所知仍然有限。其四、渺觀：以研究每個水分子的組成、結構及變化的極精微領域。

其實每一個層面就有解析不完的不同尺度規模，相態變化，更何況當水與其他介面互動以載體或介質形式存在或呈現時，那種複雜性更是難以言喻。以人體爲例，人對自己體內水的認知又爲何？基本上也可概分爲五個層次，分別是身體整體層次、組織器官層次、細胞層次、分子生物學層次和量子生物學層次，人類對自己身體內水的認知其實很少而且很淺。近十幾年來人類開始從細胞層次研究人體內的水，美國霍普金斯醫院的Peter Agre教授也因爲發現了水在生物體細胞膜中的「水通道」而獲得了二〇〇三年的諾貝爾化學獎。在當時便有許多人大膽預測，在這個「水」的領域中，不久的將來將如同一九五三年發現DNA獲得諾貝爾獎後湧現一波研究DNA的得獎潮般，此領域將湧現另一波得獎潮。由此可以見得「水」有待探討研究的空間還很大很多。

深層海水是地球上諸多水資源中的一環，它有科學上已知的許多特性，但相信它也潛藏著更多待我們去挖掘探討的新知識，其間將蘊涵多少可資應用的發現更是我們所期待。我們不要畫地自限以蠡測海，自我限縮在有限認知的桎梏中，關閉心扉武斷的否定一切。應該用更寬廣的心與更積極的研發行動來證明深層海水對人類的好處，並以有幾分證據說幾分話的務實態度，來告訴大家經過我們一段時間的努力，又掀開了水千萬個面象中的那一個面象。

科學是一種「接近」的藝術

二〇〇九年的某幾個月份中，誠品暢銷書排行榜之一，「海，另一個未知的宇宙」作者法蘭克、薛慶，在書的一開始就謙遜的爲科學下了一個註解，他說：「科學中從來不存在絕對之說，它只是無限接近的藝術」。然而科學這種「接近」的藝術，所發展出不要輕信別人的觀點，也不要固守陳規；可能專心致力地觀察，同時又不乏主觀臆測。許多資深學者也十分懷疑人們常引以自豪的論證能力，他們以爲這些論證難道不是經由對相同經驗的疊加，然後歸納爲一個眾所週知的結論嗎？我們永遠無法完成足夠的實驗，無法眞正證明什麼，理論上這些實驗是沒有盡頭的，我們美其名只是又更接近眞理一步而已。

「氣象預報」、「雨量預測」何嘗不是諸多科學領域裡知識經驗累加的一環而己。面對另一個未知的宇宙——海，尤其是占絕大部分的深層海洋更是如此。面對所知有限甚至無知，我們要回到尊重大自然本來就會不斷成長、進化、變形（重新詮釋），甚至淘汰的現實正途，抱持謙卑的態度來求知、求眞、求好，努力去探究補充科學知識尚屬未知與不確定的空間，不要讓剛愎自用和自以爲是矇蔽了自己，以有限的知識與資訊武斷的對科學求知的新一步接近加以抹黑侮蔑，高舉著科學卻作反智之實。

多少經驗智慧證明謙卑與尊重的與大自然相處或探索大自然，大自然的好處才會降臨於我們。對於深層海水應用的好處，雖然目前無法一步到位的全面闡明，但只要我們繼續以謙卑尊重的心，用心發掘，相信它可以一步步接近。

行動與分享

相信九二一大地震帶給台灣的慘重傷亡與嚴重破壞，是許許多多人心中永遠無法抹滅的「慟」！我也一樣，但坦白說九二一地震發生的當下，我正好人在西班牙的格瑞納達，參與台灣代表團出席國際灌排協會當年的大會及學術論壇活動。得知消息後所有團員一路趕回，在泰國曼谷轉機上了華航班機，終於從台灣的報紙上得知更多訊息和歷歷的慘狀，此時心中積累焦躁不安，早已化成兩行失控的熱淚，一路流到桃園中正機場。此時心裡只有一個念頭，救災復原，我能做些什麼？

回到工作崗位，在停電的會議室中各類專長的專家早已被召集，大家摸黑討論了又討論，規劃了又規劃。眼看許多救援行動的實際展開，不論是國際友邦的、政府的或是民間主動自發的，總是實實在在的在行動著。我們的結果終於也出來了，可以做那些，這些成果可以如何應用在防救災上，洋洋灑灑都很有道理，只是都必須再花大錢及時間投入規劃和研究，成果也未必絕對可以落實。

果不其然，在經過幾個月的開會討論協商折衝，當然也包括預算經費的爭取與競合，推委卸責的勾心鬥角，層層上報與公文往返之後。在人心悲痛稍稍撫平，新聞熱度漸漸淡化的幾個月過後，集結國內許多菁英人才智慧與熱情的救災行動，具體形成了，一套套的計畫書，要向政府要經費要預算來做研究。這樣的最終結果大家當然不難想像，沒錯！當時過境遷新聞熱度不再，迫切的關注與重要性就不在，無疾而終白忙一場，是必然的結果。

對我而言，不是失望只是失落，其實我心知肚明，一點也不意外，這樣一個職場大環境下我們已經盡力了，但是存在在那裡的，只要你還在這環境中就無法改變它。與其怨嘆百無一用是書生，不如就投筆從戎實踐理想呀！在想做些什麼，到什麼也無法做的失落中，我心中萌起了離開已工作二十餘年職場的想法。這個想法很簡單，九二一大地震幾秒中的瞬間，上千人的生命突然消失不見了，多少汲汲營營而來的財富資產化爲烏有，震撼啓發還不夠嗎？

如果我的一生還有二十年可以活，難道我還覺得應該重覆著前二十年一樣的步伐走到生命終了嗎？還是要即時把握有限的生命時間，將自己覺得可貢獻的智慧心得加以具體化行動化實踐。所謂山不轉路轉，路不轉人轉，人不轉心轉，變與行動的時候到了。

現在，經過我們多年來的努力，聰明喝水的理想已經可以實現，一部集結喝水知識與人體健康智慧，把有地球最後營養源之稱之深海礦物質充分調控運用的喝水平台已經問市，不論在任何地區，只要您將原來已習慣飲用「乾淨」及「衛生」的水源輸入，經由簡單的人機觸控介面的互動，就可以爲您量身訂做出個人身體最適當的飲用水質，同時也可以隨不同功能使用需要，輸出近二十種類的各式功能性用水。這樣一部促進健康，也可滿足美味可口的喝水平台，我們希望能夠馬上與您們分享！

最後衷心期盼，深層海水礦物質的運用，能帶給更多人身體健康，能帶給更多家庭平安喜樂！並感謝上蒼賦予台灣這個得天獨厚的「無盡藏」。

知的！42

量身訂做 健康好水

作者　陳仁仲
主編　莊雅琦
編輯　陳珉萱
網路編輯　游薇蓉
封面設計　陳其煇
文字排版　曾麗香

負責人　陳銘民
發行所　晨星出版有限公司
台中市 407 工業區 30 路 1 號
TEL：（04）2359-5820　FAX：（04）2355-0581
E-mail:morning@morningstar.com.tw
http://www.morningstar.com.tw
行政院新聞局局版台業字第 2500 號
法律顧問　甘龍強律師
承製　知己圖書股份有限公司　TEL：（04）23581803
初版　西元 2012 年 5 月 1 日

總經銷　知己圖書股份有限公司
郵政劃撥：15060393
（台北公司）台北市 106 羅斯福路二段 95 號 4F 之 3
TEL：（02）23672044　FAX：（02）23635741
（台中公司）台中市 407 工業區 30 路 1 號
TEL：（04）23595819　FAX：（04）23597123

定價 250 元
ISBN 978-986-177-589-0

國家圖書館出版品預行編目資料

量身訂做 健康好水／ 陳仁仲◎著 .
-- 初版 .-- 台中市：晨星，2012.05
面；公分，（知的！ 42）

ISBN 978-986-177-589-0（平裝）

1. 2.

411.41 101004076

◆讀者回函卡◆

以下資料或許太過繁瑣，但卻是我們瞭解您的唯一途徑

誠摯期待能與您在下一本書中相逢，讓我們一起從閱讀中尋找樂趣吧！

姓名：＿＿＿＿＿＿＿＿＿＿ 性別：□男 □女 生日： ／ ／

教育程度：□小學 □國中 □高中職 □專科 □大學 □碩士 □博士

職業：□學生 □軍公教 □上班族 □家管 □從商 □其他＿＿＿＿＿＿＿＿＿＿

月收入：□ 3 萬以下 □ 4 萬左右 □ 5 萬左右 □ 6 萬以上

E-mail：＿＿＿＿＿＿＿＿＿＿＿＿＿＿聯絡電話：＿＿＿＿＿＿＿＿＿＿

聯絡地址：□□□＿＿＿＿＿＿＿＿＿＿＿＿＿＿＿＿＿＿＿＿＿＿＿

購買書名： 量身訂做 健康好水

・從何處得知此書？

□書店 □報章雜誌 □電台 □晨星網路書店 □晨星養生網 □其他＿＿＿＿

・促使您購買此書的原因？

□封面設計 □欣賞主題 □價格合理

□親友推薦 □內容有趣 □其他＿＿＿＿＿＿＿＿＿＿＿＿＿＿＿＿＿＿＿＿

・您有興趣了解的問題？（可複選）

□中醫傳統療法 □中醫脈絡調養 □養生飲食 □養生運動 □高血壓 □心臟病

□高血脂 □腸道與大腸癌 □胃與胃癌 □糖尿病 □內分泌 □婦科

□懷孕生產 □乳癌／子宮癌 □肝膽 □腎臟 □泌尿系統 □攝護腺癌 □口腔

□眼耳鼻喉 □皮膚保健 □美容保養 □睡眠問題 □肺部疾病 □氣喘／咳嗽

□肺癌 □小兒科 □腦部疾病 □精神疾病 □外科 □免疫 □神經科

□生活知識 □其他＿＿＿＿＿＿＿＿＿＿＿＿＿＿＿＿＿＿＿＿＿＿＿＿＿＿

以上問題想必耗去您不少心力，爲免這份心血白費

請務必將此回函郵寄回本社，或傳眞至 (04)2359-7123，感謝您！

◎每個月 15 號會抽出三名讀者，贈與神祕小禮物。

晨星出版有限公司 編輯群，感謝您！

請填妥後對折裝訂，直接投郵即可，免貼郵票。

廣告回函
台灣中區郵政管理局
登記證第 267 號
免貼郵票

407

台中市工業區 30 路 1 號

晨星出版有限公司

請沿虛線摺下裝訂，謝謝！

填回函・送好書

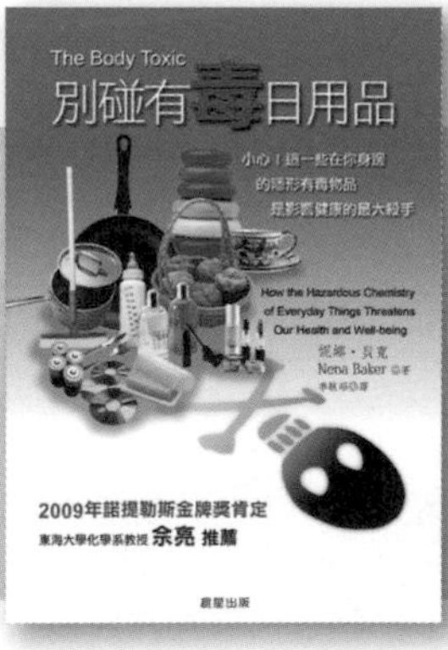

凡填妥回函後寄回，只要附上50元郵票
即可索取 廣受《出版人週刊》（Publishers Weekly）、
《華盛頓郵報》（Washington Post）各界出版媒體推崇
妮娜・貝克　告訴你藏在你生活周遭的隱形有毒物品

《別碰有毒日用品》

特邀各科專業駐站醫師，為您解答各種健康問題。
更多健康知識、健康好書都在晨星健康養生網。

晨星健康養生網
http://health.morningstar.com.tw

晨星健康養生網